想瘦就吃燕麥片飯

不捱餓　不運動　不復胖

2年狂瘦40公斤！

COLEZO—著　石原新菜—監修　連雪雅—譯

オートミール米化ダイエットレシピ

想瘦就吃燕麥片飯 *Contents*

Chapter 1
燕麥片飯的日式料理

極品！飯糰BEST 7

讚爆的TKO BEST 7

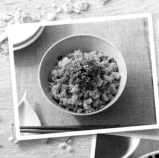

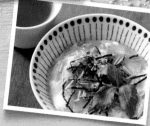

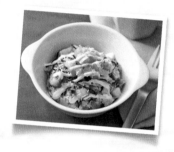

Chapter 2
燕麥片飯的
西式料理

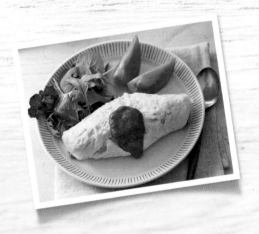

Chapter 3
燕麥片飯的
中式與韓式料理

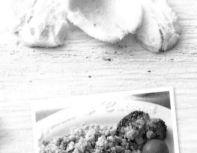

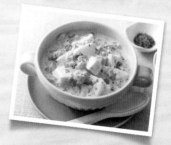

愛吃飯的我能夠成功瘦下來要歸功於「燕麥片飯」的幫助

小五開始發胖之後，國三時我的體重已達到80kg。快上高中之前，第一次嘗試了瘦身。當時，我採取「不吃就會瘦」的激烈手段，迅速瘦到58kg。然而，一停止瘦身卻復胖了，不到一年就胖回超過80kg，變得比瘦身之前還胖。

後來體重有如坐雲霄飛車般忽降忽升，二十歲左右時，我的體重已經破百。說起當時的飲食狀況，漢堡排定食兩人份加上堆得像小山高的炸薯條，一餐就能吃掉四杯米的飯量……這些都是稀鬆平常的事。椎間盤突出也變得很嚴重，當我有所警覺時，體重已來到105kg。繼續這樣下去，遲早會超過110kg，為此感到焦慮，於是下定決心要瘦下來。我花了兩年的時間減掉40kg，從105kg降到65kg，直到現在已經四年沒有復胖，一切都要歸功於「燕麥片飯」。

把燕麥片當飯吃的「燕麥片飯」，改變了我對瘦身＝忍耐的印象。為了讓多一點人知道燕麥片的好，我在推特（Twitter）和YouTube等網路社群向大眾介紹燕麥片飯料理的做法等瘦身資訊。

只要吃燕麥片飯，就能輕鬆且健康地瘦身。就連愛吃飯的我也辦到了。衷心希望本書對各位會有所幫助！

105kg ➡ 65kg

「燕麥片飯」助我瘦身大成功！

\ BEFORE /

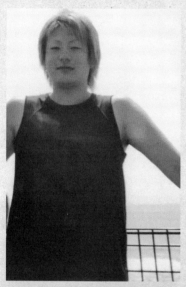

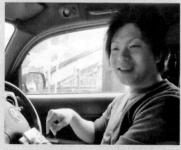

\ AFTER /

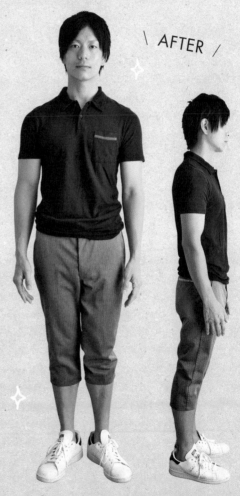

以激烈手段進行瘦身卻反覆復胖，體重飆升至105kg。老覺得身體沉重，椎間盤突出的情況日益惡化。

身高178cm、體重65kg。藉由燕麥片飯改善飲食生活，身形出現如此變化（運動只有想做的時候才做，像是慢跑）。不僅衣服的尺寸全部改變，身體也變輕盈。椎間盤突出也治好了！

「燕麥片飯」的誕生故事

我是在體重變成105kg,為此焦慮而下定決心要變瘦的時候接觸到燕麥片。當時住在國外的姪子告訴我「燕麥片對身體很好喔」,於是我試著吃吃看。

起初用水泡軟吃,一點都不好吃。但,我覺得看起來挺像飯,所以減少水量。結果,外觀和口感都變得更像飯了。老實說,水量多的燕麥片,我可能吃不久,如果是這個的話,應該就沒問題,這就是燕麥片飯的誕生。

後來,我想出各種燕麥片飯的料理。燉飯或蛋包飯、炒飯等,**瘦身時期不能吃的料理,用燕麥片飯做就能放心吃。**

除了當作「飯」,也可取代麵粉,做成披薩和大阪燒,以及「拿坡里飯」、「培根蛋飯」等義大利麵風味的料理。

書中的食譜不只我過去構思的燕麥片飯料理,還有**23道新菜色**。日式料理、西式料理、中式與韓式料理,種類豐富多變,相信各位可以吃不膩,持續吃下去!

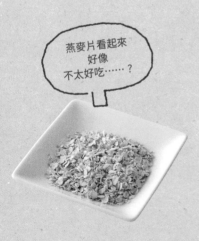

燕麥片看起來好像不太好吃……?

加水後
微波加熱
1分鐘!

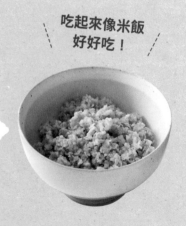

吃起來像米飯
好好吃!

COLEZO的「瘦身時期」飲食生活大公開！

第一天

6:00	起床
6:30	早餐 ▶ 鮪魚TKO（生蛋拌燕麥片飯）

- 涼拌菠菜
- 豆腐、小松菜、海帶芽味噌湯
- 優格

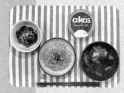

燕麥片飯加無油鮪魚、蛋、低醣鰹魚露做的生蛋拌燕麥片飯。我常吃高蛋白質且低脂的優格。

| 8:00~ | 工作 |
| 12:00 | 午餐 ▶ 燕麥片飯的原味飯糰（請參閱P.40）|

- 雞胸肉沙拉

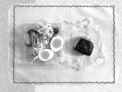

沒時間做便當的話，我通常會做飯糰帶去公司。搭配能夠攝取大量蛋白質的超商沙拉。

| 15:00 | 點心 ▶ 蛋白飲 |

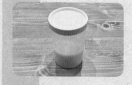

| 18:30 | 回家 |
| 19:00 | 晚餐 ▶ 杯子大阪燒（請參閱P.58）|

- 烤鮭魚、煎蘆筍和菇類
- 嫩葉生菜（或稱貝比生菜）沙拉
- 豆腐、小松菜、海帶芽味噌湯

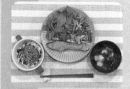

燕麥片用量少的杯子大阪燒等料理，適合當作瘦身時期的晚餐。加上豐富的配菜，大大地提升滿足感。

| 20:30 | 洗澡 |
| 23:00 | 就寢 |

第二天

6:15	起床
6:20	早餐 ▶ 蛋白飲

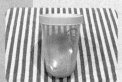

匆忙的早晨，有時只喝蛋白飲。

| 8:00~ | 工作 |
| 12:00 | 午餐 ▶ 杯子炒飯（請參閱P.110）便當 |

- 煙燻雞胸肉

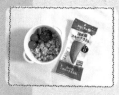

杯子炒飯做成便當也很棒，搭配花椰菜或小番茄、蘆筍。煙燻雞胸肉補充蛋白質。

| 15:00 | 點心 ▶ 蛋白飲 |

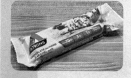

重訓只有想做的時候才做。瘦下來之後，變得喜歡活動身體，買了重訓椅和啞鈴放在家裡。

18:30	回家
18:45	重訓
19:30	晚餐 ▶ 微波爐披薩（請參閱P.78）
	不可思議馬鈴薯沙拉（請參閱P.98）

- 高麗菜萵苣沙拉
- 豆漿湯
- （配料是菠菜、鴻喜菇、雞胸肉）

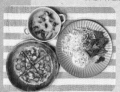

熱量偏高的馬鈴薯沙拉，用燕麥片和低卡美乃滋就能做出風味相似的健康口味版。高麗菜和萵苣等葉菜類蔬菜要多吃些。

| 21:00 | 洗澡 |
| 23:30 | 就寢 |

燕麥片是什麼？

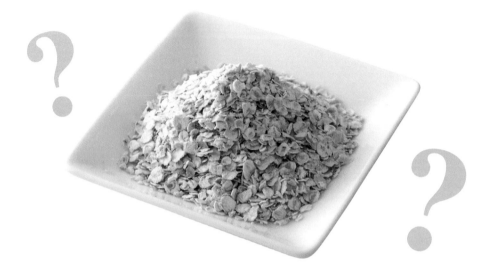

燕麥片是燕麥粒加工製成的全穀食品。因為只有稍微碾磨，可攝取到完整的營養。**膳食纖維約是白米的19倍，水溶性膳食纖維與非水溶性膳食纖維均衡**，更富含鈣質、礦物質、維生素等，是普及於全球的健康食品。

在美國的常見吃法是，加水或牛奶、豆漿煮成像粥一樣，放上水果或堅果、淋蜂蜜等增加甜味，是老少咸宜、廣為食用的經典早餐。近來在日本也受到關注，開始出現在超市裡。

燕麥片的熱量是**一份（30g）114kcal**，比起一碗白米（65g，煮熟後為150g）是252kcal，低了不少。醣類含量也是**燕麥片的17.9g**低於白米的54.8g。

此外，燕麥片富含膳食纖維可延緩消化速度，吃了很有飽足感也是其特徵，營養成分也比白米多。對於在意身材或健康的現代人來說，燕麥片可說是很適合的主食。

燕麥片的種類

燕麥製成的燕麥片依加工方式分為數種。當中最普遍的是「**原片大燕麥（rolled oats）**」和「**快熟燕麥片（quick oats）**」。

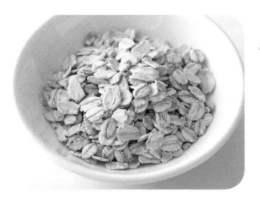

原片大燕麥

將去殼的燕麥粒蒸熟、碾壓後，烘乾而成。口感軟韌，適合用來做有嚼勁的料理。

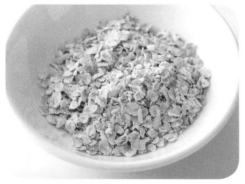

快熟燕麥片

切碎的原片大燕麥。因為容易吸水，可縮短調理時間。市售燕麥片之中的人氣王，第一次吃燕麥片的人可選擇這款。

將原片大燕麥調理、烘乾的即食燕麥片也很常見，但**用於烹調時，最好使用無調味的燕麥片。**

本書的料理基本上是用快熟燕麥片製作。各位可依自己的喜好用原片大燕麥，或是**原片大燕麥混合快熟燕麥片（混合方法請參閱P.35）**。另外，燕麥片的味道或顆粒大小依廠商而異，找出對味的燕麥片也是一種樂趣。

燕麥片好驚人！

除了膳食纖維，燕麥片也富含現代人需要的必需營養素。
接下來為各位介紹燕麥片的驚人健康功效。

〔燕麥片 vs 白米比一比〕

膳食纖維
約19倍！

100g的白米（水溶性＋非水溶性）約0.5g，燕麥片是9.4g。

鈣質
約9倍！

100g的白米是5mg，燕麥片是47mg。

蛋白質
約2倍！

100g的白米是6.1g，燕麥片是13.7g。

鐵質
約5倍！

100g的白米是0.8mg，燕麥片是3.9mg。

營養豐富不易胖的燕麥片很適合當作現代人的主食

每100g的營養成分	水溶性膳食纖維	非水溶性膳食纖維	鈣質	蛋白質	鐵	醣類
燕麥片	3.2g	6.2g	47mg	13.7g	3.9mg	59.7g
糙米	Tr（微量）	2.3g	9mg	6.8g	2.1mg	71.3g
白米	Tr（微量）	0.5g	5mg	6.1g	0.8mg	77.1g

出處：日本文部科學省　食品成分資料庫　https://fooddb.mext.go.jp/

1

膳食纖維含量與品質超驚人！

《 膳食纖維約是白米的19倍！ 》

燕麥片的成分之中，最受關注的莫過於膳食纖維。膳食纖維不只有**整腸**作用，還能**抑制血糖值上升、降低血中總膽固醇、抑制脂肪吸收**等，可有效預防疾病的各種作用。

日本厚生勞動省（相當於台灣衛福部）的「日本人的飲食攝取基準」（2020年版）規定，膳食纖維的每日建議攝取量（18～64歲），男性是21g以上，女性是18g以上。但，實際情形如下圖所示，所有年齡層都攝取不足。燕麥片所含的膳食纖維是一份（30g）2.82g。每天吃兩份就能達到每日建議**攝取量的1/4以上**。

日本人各年齡層
膳食纖維攝取量

■ 男性 ■ 女性

出處：厚生勞動省 2020年
國民健康及營養調查報告

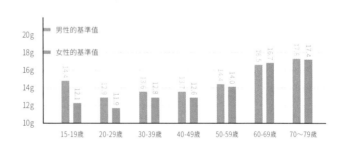

男性的基準值
女性的基準值

	15-19歲	20-29歲	30-39歲	40-49歲	50-59歲	60-69歲	70～79歲
男性	14.4	12.9	13.6	13.7	14.3	16.5	17.5
女性	12.1	11.9	12.8	12.6	14.0	16.7	17.4

《 兩大膳食纖維改善腸內環境 》

膳食纖維分為**非水溶性膳食纖維**與**水溶性膳食纖維**。非水溶性膳食纖維吸收水分後會膨脹，促進排便。水溶性膳食纖維會延緩醣類的吸收，防止血糖值急速上升，還有抑制膽固醇增加的作用。為了攝取膳食纖維而吃大量的蔬菜，有時卻偏重於非水溶性膳食纖維，兩種膳食纖維都必須攝取才行。燕麥片正是**兩種膳食纖維均衡**的優秀食材。

水溶性膳食纖維是瘦身神隊友！

《 β-葡聚醣是燕麥片的能量來源！ 》

燕麥片**富含水溶性膳食纖維之一的β-葡聚醣**，它正是吃燕麥片**能夠變瘦的關鍵**。據說β-葡聚醣具有**包覆且排出體內廢物**的作用。此外，還能延緩醣類和脂肪的消化、**抑制血糖值上升**、**抑制脂肪吸收**，不僅有助瘦身，也有益健康。如下圖所示，β-葡聚醣是會在體內各處發揮作用的膳食纖維。

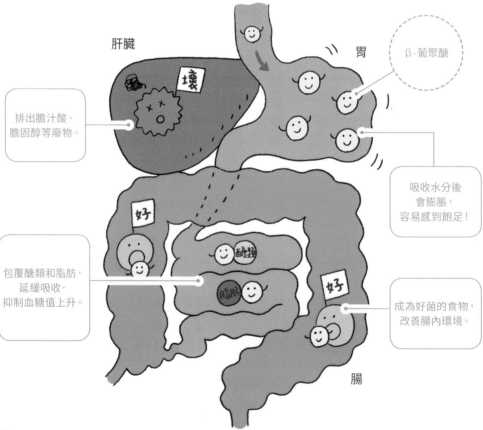

《 整頓腸道環保，活絡身體各種功能！ 》

除了β-葡聚醣，膳食纖維也有助於整腸。因為**膳食纖維會成為大腸內好菌的食物**。大腸內存在著好菌與壞菌等數千種以上、超過數百兆個的腸道菌群。整頓腸道環境，大腸內廣為人知的好菌「**比菲德氏菌**」就會產生被稱為超級物質的短鏈脂肪酸，進而**抑制壞菌，成為易瘦體質**。另外，據說體內約七成的免疫細胞聚集在腸道，**改善腸道環境也能提升免疫力**。吃燕麥片可望調整身體的各種功能。

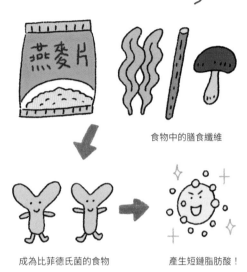

食物中的膳食纖維

成為比菲德氏菌的食物　　　　產生短鏈脂肪酸！

《 能夠攝取醣類，瘦身好輕鬆！ 》

大腸可說是容易囤積老廢物質、容易生病的內臟。而且，在大腸產生的毒素會隨著血液流遍全身，一旦腸道環境惡化，不只大腸生病，也會造成全身的疾病或不適，如肝臟疾病或糖尿病、心臟疾病、肥胖或胃寒（手腳冰冷）等代謝方面的問題，以及神經或腦部相關的問題等。大腸劣化的原因之一，據說是近年流行的減醣瘦身。過度限制碳水化合物的攝取，導致膳食纖維不足，過度攝取蛋白質，成為壞菌的食物，造成大腸的劣化。當然，過度攝取醣類會發胖，必須控制分量。**一份燕麥片的醣類含量低於一碗白米**，且容易獲得飽足感，能夠讓你**瘦得**輕鬆又**健康**。

抑制血糖值上升！

《 進而預防肥胖或糖尿病！ 》

經常吃高醣食物，負責調控血糖升降的胰島素的作用會變差。**血液中多餘的糖分在肝臟合成為中性脂肪，儲存於脂肪細胞。**因此導致血糖值急速上升而變胖。

此外，持續高血糖的狀態也會造成糖尿病。燕麥片所含的 β-葡聚醣會包覆醣類，**延緩血糖值上升**。胰島素不再過度分泌，糖分不會儲存於脂肪細胞，變成不易胖的體質。

《 燕麥片是低GI＆低GL食品！ 》

血糖值不易上升的食品稱為低GI（Glycemic Index，升糖指數)食品。低GI通常是指GI值55以下，**燕麥片的GI值正好是55**，而且燕麥片的GL值也不高。GL是升糖負荷（Glycemic Load），這是根據GI值，對照實際攝取量是否容易使血糖值上升的數值。

GL值＝食物中的碳水化合物含量（g）×GI值÷100

燕麥片的GL值是14。雖然10以下才是低GL食品，但白米的GL值是35、糙米是26、大麥片是25，相較之下，差異立現。

主食的GI值與GL值

	GI 值	GL 值
燕麥片	**55**	**14**
白米	76	35
糙米	62	26
大麥片	66	25

出處：雪梨大學官網
©2019 THE UNIVERSITY OF SYDNEY,ALL RIGHT RESERVED
LAST UPDATE：26 NOVEMBER 2019

降低血中總膽固醇！

減少壞膽固醇！

膽固醇是製造細胞膜、合成荷爾蒙、形成消化且吸收脂肪的膽汁酸等的必要物質。但，造成動脈硬化等生活習慣病的壞膽固醇（LDL，低密度脂蛋白）過度增加是個問題。膽汁酸在小腸消化脂肪後再次被吸收，使得壞膽固醇囤積。

燕麥片所含的β-葡聚醣**在腸道內會吸附膽汁酸與膽固醇，排出體外**。這麼一來，膽汁酸不足，肝臟就會再次生成膽汁酸，進而**降低血中總膽固醇值**。

此外，燕麥片的β-葡聚醣會**抑制多餘醣類等的吸收，將其排出體外**，抑制中性脂肪的過度生成。中性脂肪過度增加，不只是在腹部周圍堆積大量脂肪，也容易引發動脈硬化或心肌梗塞、腦中風等疾病，適量攝取燕麥片還能預防過食。

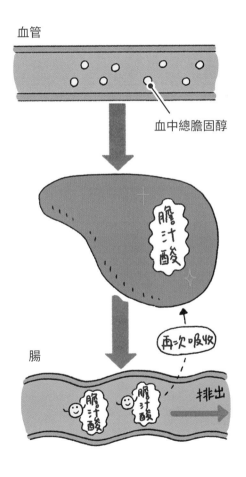

血管

血中總膽固醇

膽汁酸

再次吸收

腸

膽汁酸　膽汁酸

排出

富含有助瘦身的
維生素B群

《 維生素B群幫你打造不易胖體質 》

燕麥片含有豐富的維生素B群，**可使熱量代謝順暢**。缺乏維生素B群，從飲食中攝取的醣類或脂肪、蛋白質無法順利代謝。一旦代謝變差，身體就會變成難瘦易胖的體質。

維生素B群分為：將醣類轉化為能量，可消除疲勞的維生素B1、將脂肪轉化為能量，有助保護皮膚或黏膜的維生素B2，以及協助蛋白質的代謝，與神經傳導物質的合成有關的維生素B6等，這些成分均衡分佈於燕麥片之中。

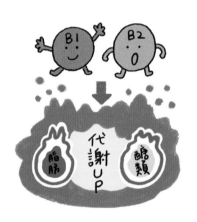

根據日本文部科學省的食品成分資料庫記載，燕麥片的維生素B群含量和白米**相比，維生素B1是2.5倍、維生素B2是4倍**，吃燕麥片可有效攝取維生素B群。

《 含有抗老化的維生素E 》

燕麥片也富含維生素E，它具有**預防身體老化的抗氧化作用**，還可促進血液循環、提升新陳代謝。血液循環變好也能有效防止畏寒（手腳冰冷），**代謝提升，消耗的熱量增加**，有助於瘦身。抗氧化作用亦可防止肌膚的老化。

補充經常攝取不足的礦物質！

（ 現代人缺乏的鐵質含量豐富！ ）

燕麥片也含有豐富的礦物質，特別是能夠**補充容易缺乏的鐵質**。身體缺鐵時，血紅素含量會減少，血液中搬運氧氣的血紅素不足，容易引發貧血、站立不穩或頭暈目眩等症狀。

現代人因為飲食失衡或不當的瘦身、壓力等導致缺鐵。尤其是女性因生理期等因素，比男性更容易流失鐵質，必須積極攝取。一份30g的燕麥片所含的鐵質約1.17mg。成人男性的鐵質每日建議攝取量是7.0～7.5mg、女性是6.0～6.5mg，**一天吃兩份就能達到建議攝取量的約30%。**

正常

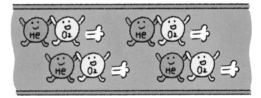

貧血

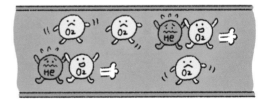

（ 燕麥片中的其他礦物質 ）

除了鐵質，燕麥片亦含有**鈣、磷、鋅等礦物質**。現代人也容易缺鈣，燕麥片的鈣含量約為白米的9倍。鈣是構成骨骼與牙齒的主要成分的重要營養素。磷和鈣一樣是構成骨骼的成分，鋅負責維持味覺正常，和蛋白質一起攝取可活絡新陳代謝，對維持人體健康是必要營養素。

富含優質蛋白質！

《 胺基酸分數（AAS）絕佳！ 》

吃燕麥片能夠攝取大量的優質植物性蛋白質。**評估必須從飲食中攝取的必需胺基酸的比例是否均衡的胺基酸分數，燕麥片是最高水準！**尤其是肌肉合成所需的BCAA（支鏈胺基酸：纈胺酸／Valine、白胺酸／Leucine、異白胺酸／Isoleucine）含量高，有助於增大肌肉，**打造不易胖體質**。順帶一提，與燕麥片相比，白米和小麥的胺基酸分數較低，足見燕麥片的蛋白質相當優秀。

燕麥片（100g）所含的
必需胺基酸

蛋白質	13.7g
總胺基酸的合計量	14000mg
異白胺酸	570mg
白胺酸	1100mg
離胺酸（Lysine）	610mg
甲硫胺酸（Methionine，又稱蛋胺酸）	270mg
蘇胺酸（Threonine，又稱羥丁胺酸）	470mg
色胺酸（Tryptophan）	200mg
纈胺酸／Valine	780mg
組胺酸（Histidine）	350mg

出處：文部科學 日本食品標準成分表2015年版
（七訂）胺基酸成分表篇

《 職業運動員也在吃燕麥片喔！ 》

蛋白質分為植物性蛋白質與動物性蛋白質。近年盛行不吃碳水化合物的減醣瘦身，結果很多人反而大量攝取動物性蛋白質。肉類通常也含有許多脂肪，那會成為腸內壞菌的食物，導致腸道環境惡化，恐引發各種疾病。**均衡攝取植物性與動物性蛋白質很重要。**可攝取優質植物性蛋白質的燕麥片也是職業運動員或健美運動員積極食用的食品。進行體重控制的運動員選擇的燕麥片可說是**塑造身形的最佳主食**。

燕麥片還有這些功效喔！

（（ 含有對健康有益的優質脂肪 ））

脂肪分為兩種：變成體脂肪囤積在體內，容易引發生活習慣病（慢性病）或造成肥胖的飽和脂肪酸，以及保持血液暢通的不飽和脂肪酸。**燕麥片富含優質的不飽和脂肪酸。**

在不飽和脂肪酸之中，包含體內無法自行合成的多元不飽和脂肪酸（polyunsaturated fatty acid）的 n-6 系列亞麻油酸（Linoleic）、n-3 系列 α-亞麻酸（α-Linolenic acid）。兩者都是必須從飲食中攝取的必需脂肪酸。優質脂肪除了可**預防動脈硬化**等生活習慣病，還有**提升代謝**等有助瘦身的良效。

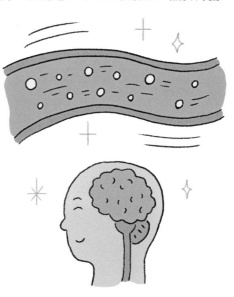

（（ 營養非常均衡！ ））

燕麥片是**五大營養素（碳水化合物、蛋白質、脂肪、維生素、礦物質）十分均衡的優秀食材**。此外，有人會用 PFC 比率評估燕麥片的營養價值。PFC 比率是以蛋白質（Protein）、脂肪（Fat）、碳水化合物（Carbohydrate）的第一個英文字母組成的詞彙，據說 P13～20%、F20～30%、C50～65% 的飲食是維持健康的最佳比率（但，依運動量等仍有所差異）。100g 的燕麥片是 P13.7g、F5.7g、C69.1g，比率相當均衡，是**適合用於瘦身的健康食材**。

※自2015年起，《日本人的飲食攝取基準》中，PFC比率改為「能量產生營養素比率」。

腸道環境
也會影響大腦！

如前文所述，腸道環境惡化，不只是腸子會出問題，身體各處可能也會出現不適症狀或生病。近年，關於腸道環境對大腦有何影響的研究持續進行。

被稱為「幸福荷爾蒙」的血清素（Serotonin）是會令我們感到幸福、安心或放鬆的神經傳導物質，但大部分是由腸道分泌傳至大腦。若腸道環境是好菌多多的良好狀態，血清素自然順暢分泌，使情緒變得穩定。反之，若腸道環境惡化，血清素不易分泌，就會容易感受到壓力或不安。

另外，據說腸道環境混亂對憂鬱症或焦慮症、失智症等也會造成影響。吃燕麥片攝取水溶性膳食纖維的 β-葡聚醣，除了瘦身，對身心亦有幫助。

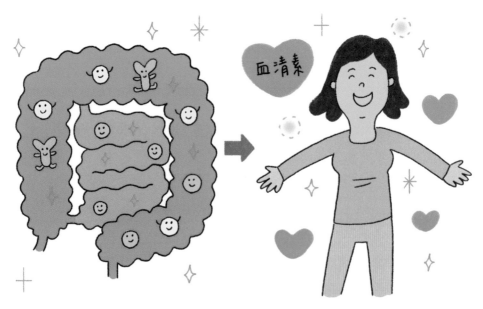

\ 專業醫師也推崇！/
燕麥片是最適合現代人的食品

現代人的飲食生活真的已經陷入危機狀態。早上吃火腿蛋配麵包，中午是炸豬排定食或速食，下午茶點心是咖啡廳的星冰樂或珍珠奶茶，晚上吃燒肉或義式料理等。這樣的飲食生活持續下去會變得怎麼樣呢……作為醫師，我非常擔憂。

平時我會建議患者吃糙米，但可攝取大量膳食纖維的燕麥片也是值得一吃的食品。

100g的白米中，醣類為77.1g，幾乎大部分都是醣類。若要獲得身體需要的維生素或礦物質，必須從配菜或其他食品攝取。飲食均衡的人倒不用擔心，然而前文所述的稱不上是營養充足的飲食生活。因此，含有維生素和礦物質的燕麥片，營養效率很棒喔。

不過，這世上到處都有美食，總不能要各位都不吃。偶爾外食的時候就盡情享用，平日稍加控制，為了身體健康而吃，這樣就能維持健康。

以往，我對燕麥片始終抱持「那東西吃起來沒味道」的印象。但，本書介紹的每道料理看起來都賞心悅目又可口。希望各位都能藉由燕麥片的功效，讓腸道環境變得更好。

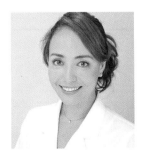

Profile

石原新菜（ISHIHARA NINA）

醫師／石原診所副院長

1980年出生於長崎縣。小二之前一直住在瑞士，返日後在靜岡縣伊東市生活至高中畢業。2000年4月進入帝京大學醫學系就讀，2006年3月畢業，在該大學的醫院擔任兩年實習醫生。現任職於父親石原結實開設的診所，主要透過中醫、自然療法、飲食療法為病患治療各種疾病。

一起來吃燕麥片飯
瘦下來吧

一天兩次，將主食換成燕麥片飯！

燕麥片飯瘦身法很簡單，將三餐之中的兩餐的主食換成燕麥片飯即可。只要這麼做，就能輕鬆控制醣類的攝取量，同時獲得充足的膳食纖維。剩下的那一餐建議最好不吃主食。如果覺得有困難，三餐都換成燕麥片飯也可以。

一份燕麥片（30g）的熱量是114kcal、醣類是17.9g。一碗白米（65g，煮熟後為150g）的熱量是252kcal、醣類是54.8g，相較之下，馬上就知道何者較低。本書介紹的料理，熱量低的約100kcal，最多也是400kcal左右。因此，除了醣類，即使三餐都吃也能減少攝取的熱量，自然而然瘦下來。但，有件事要提醒各位，務必遵守燕麥片的用量。基本上一餐就是30g。就算熱量和醣類有減少，燕麥片吃太多就不會變瘦。也許剛開始會覺得吃不夠，時間久了就會習慣這樣的分量。

好想吃飽又想減少熱量和醣類的攝取……各位想吃也想瘦的心情，我都懂！討厭忍耐、很懶惰、超愛吃飯的我，為了持續瘦身而想出來的燕麥片飯料理，請各位試著從能夠接受的次數開始吧！

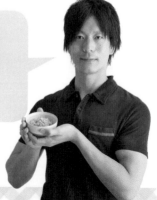

燕麥片飯的 各種好處

擺脫嚴格的 醣類限制

雖然醣類是發胖的原因，卻也是大腦和身體的必需營養素。不能完全不碰，適可而止很重要。吃燕麥片飯，就能控制醣類的攝取量。

美味可口 飽足感高

蛋包飯、披薩、炒飯等，本書的料理品項豐富。就算在進行瘦身，也能享用平常吃的食物，吃不膩才能持之以恆。

吃了會覺得飽 避免暴食

燕麥片所含的膳食纖維有預防血糖值急速上升的作用。吃了不易餓，可防止暴食。

營養豐富 瘦得健康

不吃某種東西的瘦身方式會讓身體無法攝取必要的營養。富含膳食纖維、蛋白質、維生素、礦物質等營養素的燕麥片，讓你瘦得健康。

有助於消除便秘

進行瘦身的時候，常會發生便秘的情況。燕麥片含有均衡的水溶性膳食纖維與非水溶性膳食纖維，有助於消除便秘。

做法簡單

不擅下廚的作者想出來的料理，每一道做起來都超簡單。活用微波爐，盡量不用菜刀，也很適合生活忙碌的人。

做成便當 也OK

炒飯等湯汁較少的料理或飯糰也很適合做成便當。作者也經常做飯糰帶去公司，搭配超商沙拉一起吃。

不必辛苦運動 也能瘦

因為必須固定運動，所以無法持續。作者通常是想做運動才去慢跑或做重訓。先試著從改善飲食開始吧！

燕麥片飯的
基本做法

加水＋微波加熱1分鐘！
做法超簡單，做過一次就會記住。

1 秤量

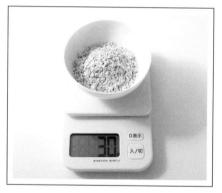

燕麥片準確秤到30g，用耐熱容器做，
省事輕鬆。

2 加水

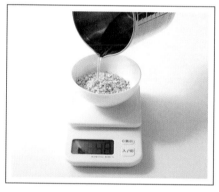

均勻倒入50ml的水。

3 微波加熱

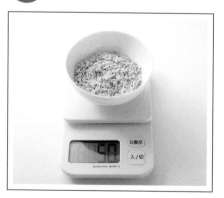

待燕麥片都稍微變濕後，不包保鮮膜，
微波加熱（500W）加熱1分鐘。

4 拌一拌

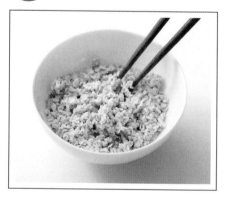

加熱後，用筷子稍微翻拌即完成。

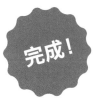
完成！

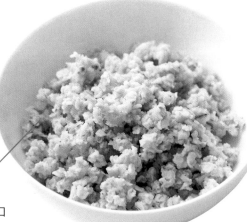

量是小一點的
飯碗的
7分滿左右

全部翻拌均勻後
就會變得鬆軟可口

- - - - - - - - - - - **美味製作的訣竅** - - - - - - - - - -

☑ 盡可能使用寬底容器

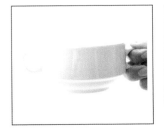
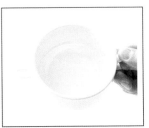

製作燕麥片飯時，建議使用
寬底的容器。若是用窄底的
碗那樣的容器，水會積在底
部，容易造成部分結塊。

結塊會讓口感變差！

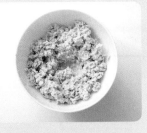
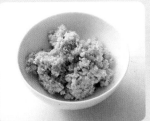

水量太多積在底部，使
得燕麥片的吸水程度不
一就會出現結塊。這麼
一來口感就會變差，做
不成好吃的燕麥片飯。

· 基本上，一份燕麥片30g加約50ml的水就能做成燕麥片飯。喜歡略硬口感的人，請試著用少一點水製作。
　燕麥片的口感也會依種類而異。
· 如果想多做幾份，還是建議每一份個別製作。燕麥片的量變多，加熱時間不易掌控，做出來的品質不一。

燕麥片飯的
吃法與烹調方式

燕麥片飯和普通的白米一樣
可透過各種烹調方式做成美味的料理。

直接吃

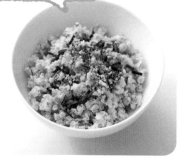

當成白飯直接吃也吃不膩。撒
上香鬆或淋上納豆,想怎麼吃
就怎麼吃。

**加生蛋
拌一拌**

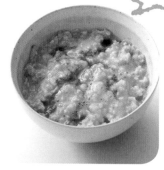

燕麥片也能做成生
蛋拌飯,名為TKO
(生蛋拌燕麥片:
Tamago Kake
Oatmeal)

做成拌飯

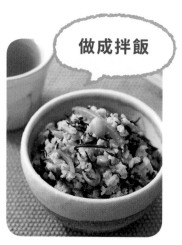

拌入超市等處賣的熟食就變
成一道輕奢料理。做成飯糰
也不錯。

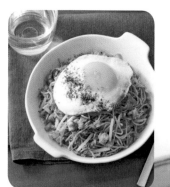

熱炒

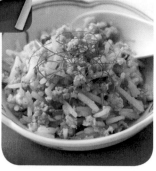

燕麥片飯下鍋炒也很
好吃。即使在進行瘦
身也能吃炒麵飯和炒
飯喔!

燉飯

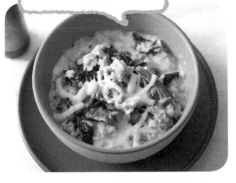

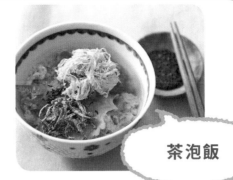

茶泡飯

把燕麥片飯加進湯裡就是簡單的燉飯。還有用番茄汁的小絕招喔！

燕麥片飯做成茶泡飯也很對味。就算是用市售的茶泡飯粉，或是做成高湯茶泡飯也OK。請放喜歡的配料一起吃！

披薩

韓式拌飯

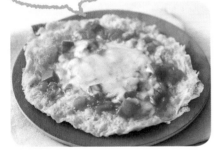

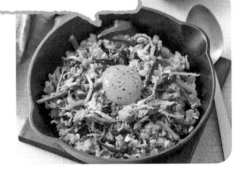

混拌豆渣粉或蛋，壓扁就成了披薩餅皮！放上各種配料，盡情享用。

擺上市售的韓式涼拌菜或蛋黃，韓式拌飯立即完成！請趁熱享用。

煎烤

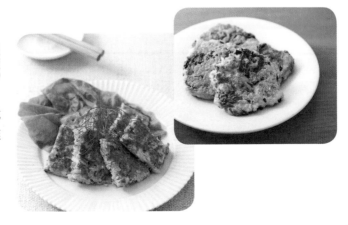

用平底鍋煎烤，做成餡餅或韓式煎餅。燕麥片可以代替麵粉。

燕麥片飯人氣料理
BEST 7 by COLEZO

作者從過去發表的食譜之中選出
在推特或食譜社群Cookpad獲得最多回應的7道料理！

第1名 杯子炒飯
請參閱P.110

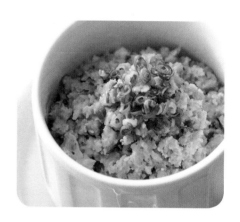

想吃就能馬上吃到的炒飯，超棒的不是嗎？微
波加熱即可，而且用杯子做，要洗的東西很
少。使用冷凍蔥花，就不必用菜刀。這是許多
網友大讚「好吃」的料理。

第2名 無敵TKO
請參閱P.48

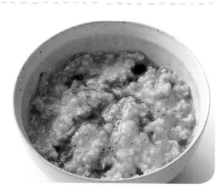

不是生蛋拌飯，是生蛋拌燕麥片，簡稱TKO
（日文羅馬拼音Tamago Kake Oatmeal）。
忙碌的早晨很快就能做好，吃了會很飽。想要
做得好吃，訣竅是加蛋之後再加熱！本書介紹
了多道TKO的變化吃法。

第3名 杯子大阪燒
請參閱P.58

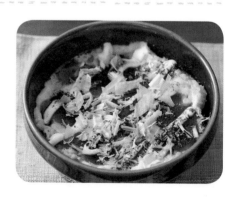

懶人如我，就連大阪燒也是用杯子做。高麗
菜也可以用市售的截切高麗菜。為了達到瘦
身效果，使用無糖大阪燒醬或低卡美乃滋就
更棒了。

第 **4** 名 各式各樣的飯糰
請參閱P.40

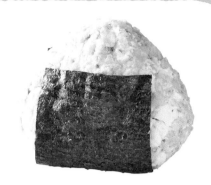

說到日本的國民美食就是飯糰，用燕麥片也能做飯糰。因為30g做成的飯糰略小，建議加豆腐增加分量。請用喜歡的配料製作。拌飯飯糰的種類也很豐富喔！

第 **5** 名 不可思議 馬鈴薯沙拉
請參閱P.98

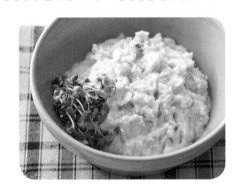

我也覺得很神奇，為何燕麥片能做出馬鈴薯沙拉。「這個沒放馬鈴薯嗎？」很多人聽了也感到驚奇。瘦身期間不太能吃的馬鈴薯沙拉，這麼做就可以放心吃了。

第 **6** 名 香濃菠菜燉飯
請參閱P.91

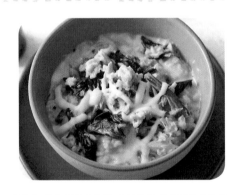

這道料理能夠滿足瘦身時想吃濃郁口味的欲望。看似熱量頗高的香濃燉飯，只要用燕麥片做就沒問題。手撕起司加熱後會牽絲，可以享受到黏～糊糊的口感。

第 **7** 名 挖著吃的披薩
請參閱P.80

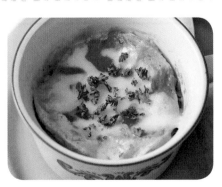

吃多容易變胖的披薩也能用燕麥片做。這道挖著吃的披薩，做好後直接吃，可減少要洗的東西，微波即可省時省事。口感Q軟，吃了很有飽足感。燕麥片的用量少，適合當作晚餐。

小補充

抑制醣類攝取的
推薦調味料＆食材

將白米換成燕麥片就能減醣，若想再進一步
抑制醣類攝取的人，可搭配調味料或食材。

特別推薦 這兩樣調味料

調味料

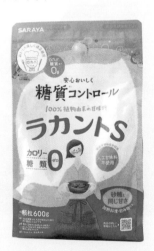

**LAKANTO S 羅漢果代糖
（SARAYA）**

進行瘦身時，建議使用低醣甘味
料。尤其是高純度羅漢果萃取物等
製成的零熱量羅漢果代糖。

食材

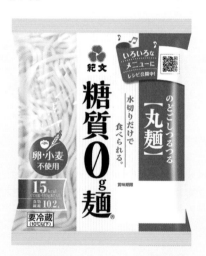

醣類0g麵（紀文）

豆渣粉和蒟蒻粉製成的零醣麵，有
圓麵、扁麵、細麵，可用來做各種
麵料理。

低醣鰹魚露

市面上有各種減醣鰹魚露，像是無添加砂糖或零醣，可當作普通鰹魚露使用。

低醣番茄醬
調味料

市面上有賣未添加砂糖或熱量、鹽分、醣類大幅減少的產品。

低卡美乃滋
調味料

美乃滋的含醣量不高，但脂肪偏高。瘦身期間建議使用低卡美乃滋。

低醣麵包粉
食材

添加燕麥麩或糯麥（大麥的一種）的麵包粉。不僅減醣，也增加膳食纖維的量。

豆漿
食材

一般的豆漿熱量低，又能攝取植物性蛋白質。請依個人喜好選擇含糖或無糖豆漿。

↓豆漿用於烤蔬菜番茄起司燉飯（P.94）等料理。

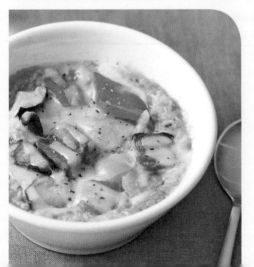

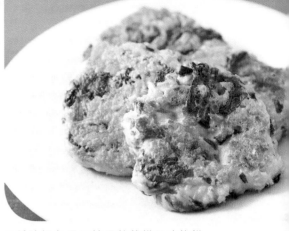

↑低醣鰹魚露用於馬鈴薯餅風味餡餅（P.66）等料理。

低醣中濃醬
調味料

伍斯特醬的含醣量其實很高，小心別倒太多。若是減醣的伍斯特醬就能安心使用。

低醣大阪燒醬
調味料

大阪燒醬也有無醣商品。很適合用於燕麥片做的大阪燒或炒麵飯。

低醣味醂風味調味料
調味料

比起普通的味醂風味調味料，含醣量較低。建議用來做可發揮味醂香醇甘甜滋味的日式料理。

洋車前子殼纖維粉
食材

洋車前子的種子所含的膳食纖維。吸水後會膨脹延展，可當成麻糬烹調食用。

豆渣粉
食材

將黃豆渣乾燥製成的粉狀物，富含膳食纖維與蛋白質。本書用於代替麵粉或增加分量。

找出
你喜歡的燕麥片

燕麥片的種類依廠商或製造方法而有所不同。
以下為各位介紹作者推薦的燕麥片。

COLEZO 推薦的燕麥片

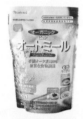

**日食 Organic Pure
燕麥片 260g**
（日本食品製造）

市面上多為國外製造的燕麥片，這是日本國內製造的商品。完全使用有機栽培的燕麥，顆粒較細，可在短時間內烹調。

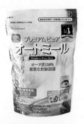

**日食 Premium Pure
燕麥片 300g**
（日本食品製造）

和左圖的Organic一樣，不使用防腐劑與著色劑，容量較多。口感及味道也和Organic相似，可替代使用。

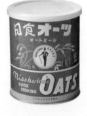

日食 燕麥片500g
（日本食品製造）

復古可愛的罐裝燕麥片。這是特殊加工的穀裝商品，特色是彈牙柔軟的口感。建議和粗粒燕麥片混合使用。

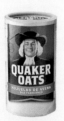

**桂格
經典大燕麥片**

全球廣為食用的人氣燕麥片，特色是粗粒彈牙的口感。在日本，超市等處可以買得到，很符合日本人的口味。

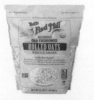

**Bob's Red Mill 鮑伯紅磨坊
有機傳統原片大燕麥**
（聯合健康集團）

已在美國獲得有機認證的燕麥片，特色是粗粒扎實的口感。因為是進口商品，可透過網購取得。

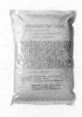

**PREMIUM OAT MEAL
（SLOWFOOD KITCHEN）**

大容量的2kg裝，注重安全性的燕麥片。已在美國獲得有機認證。百分百使用未添加化學農藥、化學肥料、化學藥品的原料。可在專賣未添加化學農藥食品的SLOWFOOD KITCHEN網購。

燕麥片的混合方法

以下是作者推薦的混合範例。

希望口感略硬的人

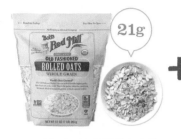

21g

+

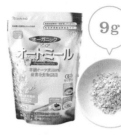

9g

=

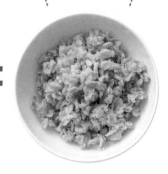

口感升級！

Bob's Red Mill 鮑伯紅磨坊
有機傳統
原片大燕麥

日食 Organic Pure
燕麥片

希望口感軟硬適中的人

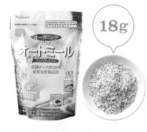

18g

+

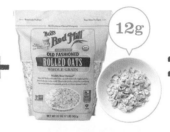

12g

=

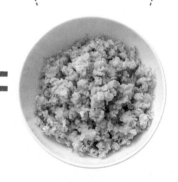

彈牙顆粒感真棒！

日食 Organic Pure
燕麥片

Bob's Red Mill 鮑伯紅磨坊
有機傳統原片大燕麥

混合時的重點

粗粒燕麥片鋪在下方

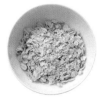

因為容器底部容易積水，若將顆粒小的快熟燕麥片鋪在下方，吸水後容易結塊。請把粗粒的原片大燕麥鋪在下方，再放上快熟燕麥片。

先放1～2分鐘再加熱

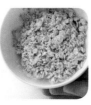

原片大燕麥等粗粒的燕麥片較硬，加水後請靜置1～2分鐘再加熱。這時候，可稍微傾斜容器，讓水均勻遍佈燕麥片。

燕麥片飯瘦身

 Q & A

為了讓各位透過燕麥片飯料理瘦得健康，
以Q&A的方式介紹一些必知事項。

**Q 燕麥片飯
該怎麼吃才好？**

儘管燕麥片有益健康，並非吃越多就會瘦越多。每餐以30g為基準，約是小一點的碗的七分滿。三餐都吃白米或小麥製品的人，可將其中兩餐替換成燕麥片飯。剩下的一餐建議不吃主食，吃蔬菜或肉、魚等配菜。不過，過度忍耐會導致瘦身失敗，請在能夠接受的狀況下持續進行。

**Q 吃燕麥片飯
真的會變瘦嗎？**

主食常吃白米或麵包、烏龍麵、義大利麵等小麥製品的人，換成燕麥片會有不錯的瘦身效果。但，比起主食，吃油炸物等高脂食物，導致熱量過度攝取的人，只將主食換成燕麥片可能不容易出現效果。然而，手段偏激的瘦身方式也會造成壓力，請適可而止。

**Q 燕麥片
如何保存呢？**

燕麥片開封後易受潮，請確實密封保存。基本上是裝入夾鏈袋、封緊袋口，避免放在高溫多濕或陽光直射的場所。室溫較高時，也可放進冰箱冷藏。此外，購買大容量的燕麥片時，建議倒入穀片保鮮盒等容器存放。

**Q 一定要做激烈的運動
才會瘦嗎？**

話說「瘦身是飲食佔八成」，先檢視並改善每日的飲食很重要。激烈的運動並不是非做不可。我也沒有要求自己「每週要做幾次重訓」，都是想做運動才做。一旦覺得麻煩就會不想持續下去，不勉強自己是持之以恆的秘訣。

Q 如果想吃得飽一點的話……

覺得一份30g的燕麥片飯吃不飽的人，請試試粗粒的原片大燕麥。原片大燕麥加水，靜置1～2分鐘吸水後，微波加熱。因為顆粒較大有嚼勁，飽足感也會增加。此外，細嚼慢嚥也很重要。慢慢咀嚼吞嚥會刺激飽食中樞，提升飽足感。

Q 燕麥片飯可以冷凍嗎？

燕麥片飯可以冷凍。欲冷凍時，用保鮮膜緊密包覆，完全放涼後，放進冰箱冷凍。若是要冷凍烹調過的燕麥片飯料理，有些食材並不適合冷凍，這點請留意（例：蒟蒻、蛋等）。解凍時，微波爐加熱2～3分鐘。本書的每道料理都很簡單，要吃的時候再做或許更省時省事。

Q 燕麥片可以弄成甜口味嗎？

燕麥片在歐美國家是常被加進優格、淋上蜂蜜吃的食材。想吃甜的東西時，比起吃零食，有營養的燕麥片是更好的選擇。不過，砂糖或蜂蜜加太多，醣類會增加。想吃甜口味的話，建議使用低醣甘味料。雖然水果可攝取維生素等營養，因為含有果糖，量要適可而止。

Q 如何得知市售食品的含醣量呢？

市售食品通常都有營養標示，大部分會寫出含醣量，如果沒有的話，請檢視「碳水化合物」和「膳食纖維」，「碳水化合物－膳食纖維＝醣類」。

Q 吃燕麥片飯達成瘦身目標後，還要繼續吃下去嗎？

達到目標體重後，建議減少吃燕麥片飯的次數。燕麥片飯料理的熱量不高，有些人可能會瘦太多。我也是達成目標後開始吃白飯，覺得好像有點變胖的時候才改吃燕麥片飯，根據體重或體脂肪作調整。

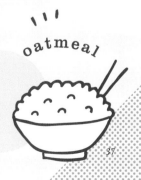

oatmeal

本書的使用方法

熱量、膳食纖維

每道料理依照做法完成後的
熱量與膳食纖維含量。

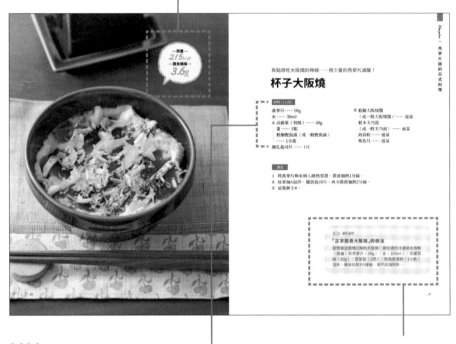

—熱量—
215kcal
—膳食纖維—
3.6g

有點想吃大阪燒的時候⋯⋯用少量的燕麥片減醣！

杯子大阪燒

材料（1人份）

燕麥片⋯⋯ 10g
水⋯⋯ 30ml
A 高麗菜（切絲）⋯⋯ 30g
　蛋⋯⋯ 1顆
　低鹽柴魚露（或一般柴魚露）
　⋯⋯ 1小匙
融化起司片⋯⋯ 1片

B 低醣大阪燒醬
　（或一般大阪燒醬）⋯⋯ 適量
　低卡美乃滋
　（或一般美乃滋）⋯⋯ 適量
　海苔粉⋯⋯ 適量
　柴魚片⋯⋯ 適量

做法

1 將燕麥片和水倒入耐熱容器，微波加熱1分鐘。
2 接著加入A攪拌，擺放起司片，再次微波加熱2分鐘。
3 最後淋上B。

MEMO

「正宗關西大阪燒」的做法

想要做出道地口味的大阪燒，煎炒適度冷凍綜合海鮮
（適量）和果菜片（30g）、水（100ml）、高麗菜
絲（30g）、豆芽菜（1把）、和風調理粉（1小匙）、
蛋液，微波加熱3分鐘後，用平底鍋煎熟。

材料

未標示具體分量的情況如下：

「適量」⋯⋯建議添加的材料，分量請依個人喜好調整。

「適宜」⋯⋯沒加也可以的材料，請自行決定是否要放，以及分量。

「一把」⋯⋯單手抓起的分量。

「一小撮」⋯⋯單手三根手指抓起的分量。

「少許」⋯⋯單手兩根手指抓起的分量。

MEMO

作者建議的吃法或搭
配、烹調訣竅、食材
知識等。

●材料的分量為「1大匙＝15g／ml」、「1小匙＝5g／ml」。
●微波爐的加熱時間是以500W為基準。
依機種或環境會有所差異，請斟酌調整時間。
●沒有特別標示火力時，基本上是以「中火」烹調。
●書中省略蔬菜的清洗、去皮等基本的事前準備。
●書中標示的熱量和膳食纖維含量為參考值，依食材或烹調器具會有所差異。
（文中若同時出現低醣、低脂和普通食材時，以低醣、低脂為計算基準。另外，豆漿是以含糖豆漿為計算基準。）

Chapter 1

～～～～～

燕麥片飯的
日式料理

持之以恆是燕麥片飯瘦身法的關鍵。

和各種配菜都對味的日式料理，每天吃也不會膩。

飯糰或拌飯也很適合做成便當。

極品！飯糰BEST **7**

用燕麥片飯做的飯糰很好吃喔！
也很適合做成便當。

添加豆腐，
增加分量。
請用喜歡的配料做吧！

-- 熱量 --
190kcal
-- 膳食纖維 --
3.4g

基本款飯糰

材料（1人份）

燕麥片……30g
水……50ml
A 板豆腐……40g
　 麻油……1/4小匙
　 鮮味粉……約0.2g
鮭魚鬆（或是喜歡的配料）……10g
鹽……少許
海苔……適量

剝開是這樣

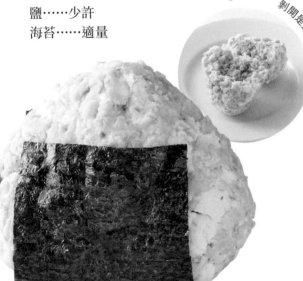

做法

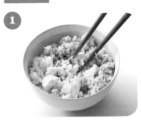

1
燕麥片飯（做法請參閱 P.26）加入A，用筷子翻拌。

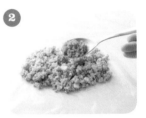

2
舀至保鮮膜上，鋪成橢圓形，中間擺放鮭魚鬆。

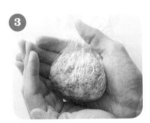

3
捏整成團，包覆鮭魚鬆。

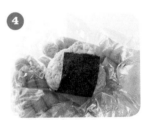

4
撒些鹽，包上海苔（要吃之前再包比較好吃）。

-- 熱量 --
222_kcal_
-- 膳食纖維 --
3.3g

重口味的炒飯飯糰冷掉也好吃！

日式咖哩炒飯飯糰

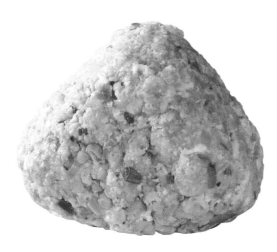

材料（1人份）與做法

1 燕麥片（30g）和水（50ml）微波加熱1分鐘做成燕麥片飯，加入麻油（1/3小匙），用筷子翻拌。

2 接著加低醣鰹魚露（或一般鰹魚露／1小匙）、咖哩粉（1小匙）、粗磨黑胡椒（適量）、青蔥花（也可用冷凍青蔥花／2小匙）、洋蔥末（1大匙）混拌。

3 打入1顆蛋輕輕攪散，微波加熱1分40秒，斟酌加熱時間，使蛋凝固成喜歡的硬度。

4 將**3**拌一拌，鋪平在保鮮膜上，捏整成團。

美味的秘密就是
麻油的香氣與鹽昆布的鮮味！

-- 熱量 --
148_kcal_
-- 膳食纖維 --
3.5g

極品鹽昆布飯糰

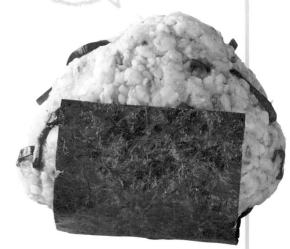

材料（1人份）與做法

1 燕麥片（30g）和水（50ml）微波加熱1分鐘做成燕麥片飯，加入醬油（1/2小匙）、麻油（1/2小匙），用筷子翻拌。

2 接著加白芝麻（1/2小匙）、鹽昆布（1小撮）混拌。

3 鋪平在保鮮膜上，捏整成團，包上海苔。

好吃到欲罷不能，
真歹謝啦！

惡魔飯糰

-- 熱量 --
177kcal
-- 膳食纖維 --
3.6g

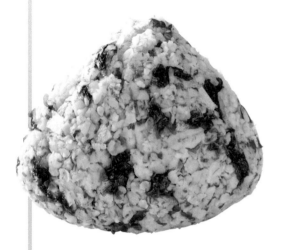

材料（1人份）與做法

1　油豆腐皮（1/3塊）切碎，放入耐熱盤
　　微波加熱1分30秒，斟酌加熱時間，
　　使豆皮變成喜歡的硬度。
　　※油豆腐皮請去油再使用。

2　燕麥片（30g）和水（50ml）微波
　　加熱1分鐘做成燕麥片飯，加入麻油
　　（1/3小匙），用筷子翻拌。

3　接著加低醣鰹魚露（或一般鰹魚露／1
　　大匙）、1的油腐豆皮、海苔粉（1小
　　匙）、白芝麻（適量）、韓國海苔絲
　　（適量）混拌。

4　鋪平在保鮮膜上，捏整成團。

-- 熱量 --
200kcal
-- 膳食纖維 --
2.8g

美味的加乘效果產生的絕讚好滋味！

鮪魚柴魚片起司飯糰

材料（1人份）與做法

1　將橄欖油（少許）、瀝掉湯汁的無油
　　鮪魚（35g／1/2罐）、柴魚片（適
　　量）、低醣鰹魚露（或一般鰹魚露／2
　　小匙）混拌備用。

2　燕麥片（30g）和水（50ml）微波加
　　熱1分鐘做成燕麥片飯。

3　接著加1和切碎的零嘴起司（15g／
　　1個）混拌，鋪平在保鮮膜上，捏整
　　成團。
　　※零嘴起司建議使用卡門貝爾起司。

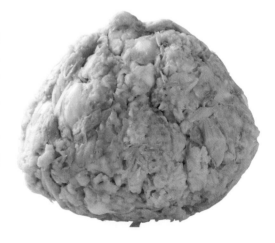

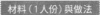

-- 熱量 --
160kcal
-- 膳食纖維 --
3.5g

用綠茶做的燕麥片飯，
充滿茶的清香！

茶泡飯飯糰

材料（1人份）與做法

1 燕麥片（30g）和無糖冰綠茶
（50ml）微波加熱1分鐘做成燕
麥片飯。
2 接著加麻油（少許）、板豆腐
（40g）、市售茶泡飯粉（3g）
混拌。
3 鋪平在保鮮膜上，捏整成團，包
上海苔。

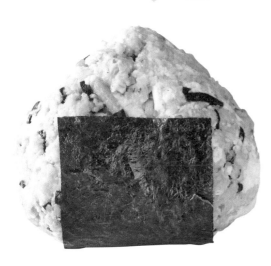

紅茶的風味搭配紫蘇香鬆
創造出令人驚豔的美味！

紅紫蘇紅茶飯糰

-- 熱量 --
118kcal
-- 膳食纖維 --
3.0g

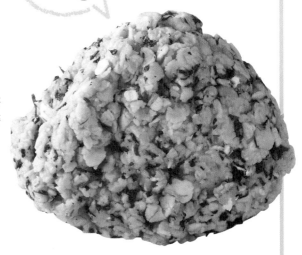

材料（1人份）與做法

1 燕麥片（30g）和無糖冰紅茶
（50ml）微波加熱1分鐘做成燕麥
片飯。
2 接著加紫蘇香鬆（1小匙）混拌。
3 鋪平在保鮮膜上，捏整成團。

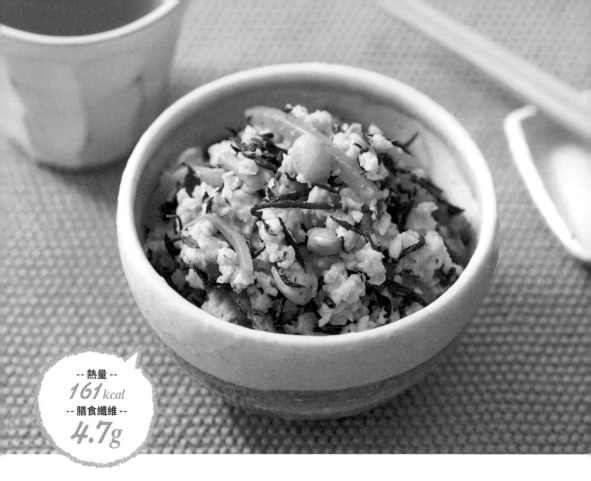

-- 熱量 --
161 kcal
-- 膳食纖維 --
4.7 g

營養滿分的一餐，三兩下輕鬆完成！

鹿尾菜拌飯

材料（1人份）

燕麥片……30g
水……50ml
A 調味醋
　（酸味溫和的醋或壽司醋等）
　……2小匙
　低醣鰹魚露（或一般鰹魚露）
　……1小匙
　低醣甘味料（或砂糖）
　……1小匙
　芝麻粉……1小匙
市售燉鹿尾菜……30～40g

做法

1　將燕麥片和水倒入耐熱容器，微波加熱1分
　　鐘做成燕麥片飯。
2　接著加**A**充分拌勻。
3　再加燉鹿尾菜混拌。

🖊️ *MEMO*

鹿尾菜有著豐富的鐵質和食物纖維，十分
適合減肥。亦可以加入紅蘿蔔或黃豆、蒟
蒻等食材。

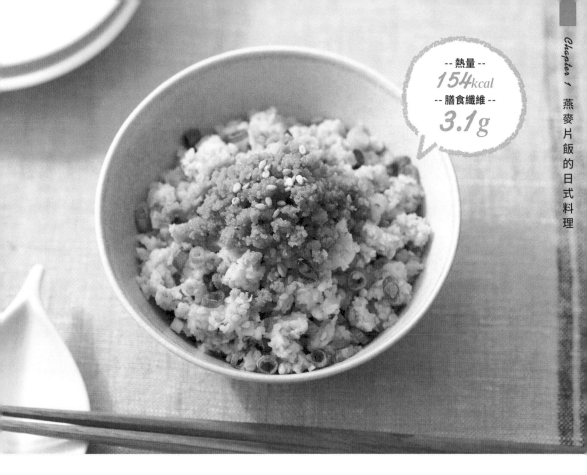

-- 熱量 --
154kcal
-- 膳食纖維 --
3.1g

雞鬆的微辣薑味很開胃！

薑泥雞鬆拌飯

材料（1人份）

燕麥片……30g
水……50ml
青蔥（切成蔥花／也可用冷凍青蔥花）
……5g
A 低醣鰹魚露（或一般鰹魚露）
　……1/2小匙
　軟管式薑泥（也可用生薑磨泥）
　……4～5cm
　麻油……1/2小匙
　白芝麻……2小撮
市售雞鬆……5g
青蔥（裝飾用／也可用冷凍青蔥花）…… 適宜
白芝麻（裝飾用）…… 適宜

做法

1 將燕麥片和水倒入耐熱容器，微波加熱1分鐘做成燕麥片飯。

2 接著加青蔥花和A混拌，擺上雞鬆。最後依個人喜好撒些青蔥花和白芝麻。

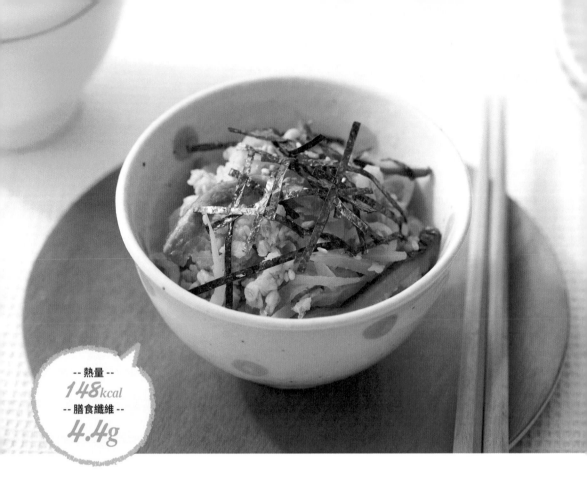

-- 熱量 --
148kcal
-- 膳食纖維 --
4.4g

用熟悉古早味的蘿蔔絲乾做出簡單的料理！

蘿蔔絲乾拌飯

材料（1人份）

燕麥片……30g
水……50ml
A 市售蘿蔔絲乾……30～40g
　醬油……少許
　低醣鰹魚露（或一般鰹魚露）
　……1/2小匙
　白芝麻……2小撮
　麻油……少許
海苔絲……適量

做法

1　將燕麥片和水倒入耐熱容器，微波加熱1分鐘做成燕麥片飯。
2　接著加**A**充分拌勻。
3　最後撒上海苔絲。

✏️ *MEMO*

蘿蔔絲乾營養豐富，尤其是鉀的含量，據說約為生蘿蔔的15倍，也富含鈣、鐵和維生素B群。

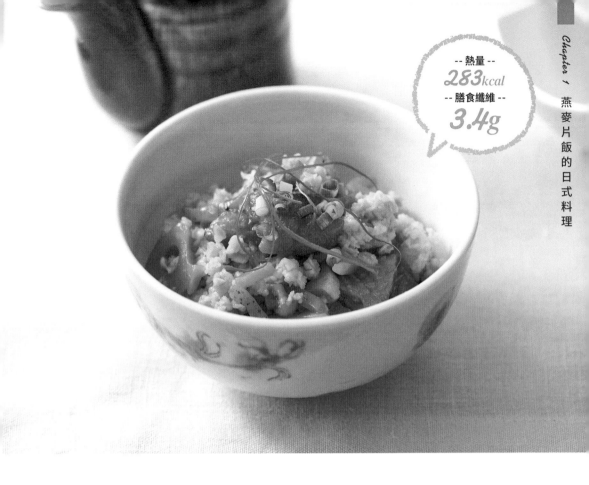

--- 熱量 ---
283kcal
-- 膳食纖維 --
3.4g

用烤雞罐頭做的拌飯十足夠味！

雞肉米糕風味拌飯

材料（1人份）

燕麥片……30g
水……50ml
市售炒胡蘿蔔牛蒡絲……20g
醬汁烤雞……75g（1罐）
青蔥（切成蔥花／也可用冷凍青蔥花）
……適宜
辣椒絲……適宜

※炒胡蘿蔔牛蒡絲有放蓮藕或蒟蒻，純牛蒡絲
也OK。

做法

1 將燕麥片和水倒入耐熱容器，微波加熱1分
鐘做成燕麥片飯。
2 炒胡蘿蔔牛蒡絲切成適口大小。
3 接著在1加入2和烤雞混拌。
4 再次微波加熱1分鐘，最後依個人喜好放青
蔥花或辣椒絲作裝飾。

\ 讚爆的 /

TKO BEST **7**

TamagoKake Oatmeal

TKO就是生蛋拌燕麥片！
為你介紹從基本款到
加料版的7種激推料理。

這就是作者力推
最好吃的
基本款TKO！

-- 熱量 --
197kcal
-- 膳食纖維 --
2.8g

基本款TKO

材料（1人份）

燕麥片 …… 30g
水 …… 50ml
蛋 …… 1顆
醬油 …… 適量

📝 *MEMO*

也可用燒肉醬取代醬油，撒
些白芝麻或海苔絲，配上韓
式辣椒醬喔！

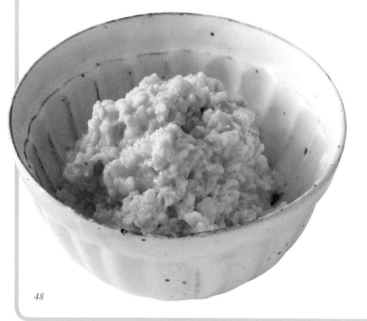

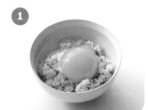

1 在燕麥片飯（做法請參閱
P.26）上打1顆蛋。

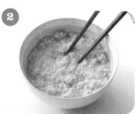
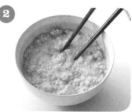

2 用筷子充分拌勻。

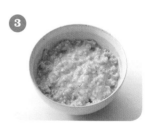

3 微波加熱約20秒，使蛋凝
固成喜歡的硬度。

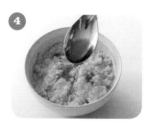

4 依個人喜好淋上醬油，稍微
拌一拌。

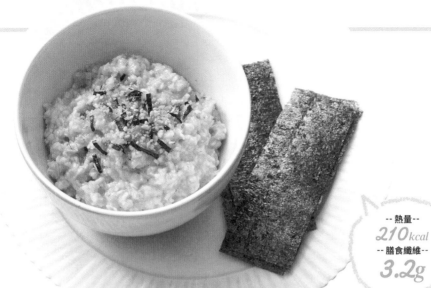

-- 熱量 --
*210*kcal
-- 膳食纖維 --
*3.2*g

香鬆和海苔的絕配好滋味。
當作早餐很適合！

香鬆&
調味海苔

材料（1人份）與做法

1　依個人喜好在基本款TKO上撒些香鬆
　　（適量）。
2　用調味海苔包起來享用。

-- 熱量 --
*237*kcal
-- 膳食纖維 --
*2.8*g

把TKO煎得香香酥酥。
柴魚片多放一些更好吃喔！

TKO燒

材料（1人份）與做法

1　燕麥片（30g）和水（50ml）微
　　波加熱1分鐘做成燕麥片飯。
2　接著打入一顆蛋，加低醣鰹魚露
　　（或一般鰹魚露／1小匙）混拌。
3　在平底鍋內倒橄欖油（1小匙）
　　加熱，將2分成3小團，下鍋煎烤
　　兩面。
4　盛盤，擺上柴魚片（適量）、淋
　　些醬油。

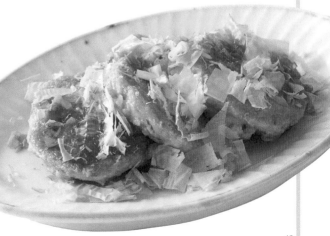

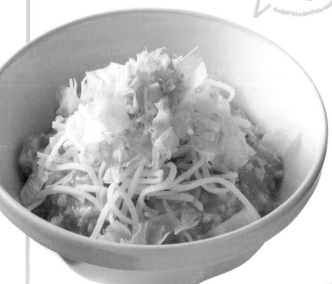

趁熱混拌，
起司融化真好吃！

柴魚片起司

材料（1人份）與做法

1 在基本款TKO上擺些起司絲或切
   碎的零嘴起司（適量）。
2 再擺上柴魚片（適量）。

味道濃郁的TKO，
滿足度大提升！

韓式泡菜×海苔

材料（1人份）與做法

1 在基本款TKO上擺些韓式泡
   菜（適量）。
   ※因為鹹味重，TKO的醬油請減量
   或不放。
2 接著淋上燒肉醬（少許）、
   麻油（少許），擺些韓國海
   苔絲（適量）。

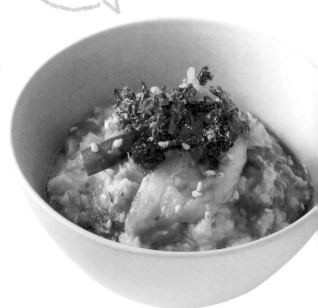

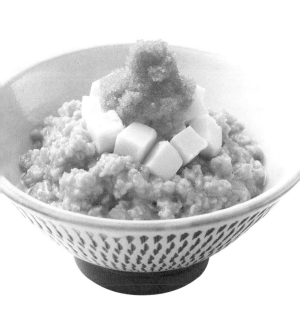

-- 熱量 --
257kcal
-- 膳食纖維 --
2.8g

微辣的明太子
讓人一口接一口！

明太子起司

材料（1人份）與做法

1　在基本款TKO上擺放切碎的零嘴起司
　　（15g／1個）或起司絲（適量）。
2　接著放拌散的明太子（適量）。

把TKO做成沙拉手捲，
加些蔬菜也OK！

TKO沙拉手捲

-- 熱量 --
267kcal
-- 膳食纖維 --
3.1g

材料（1人份）與做法

1　將瀝掉湯汁的無油鮪魚
　　（35g／1/2罐）、剝散
　　的蟹肉棒（2條）、低卡
　　美乃滋（或一般美乃滋
　　／2小匙）、低醣鰹魚露
　　（或一般鰹魚露／1小
　　匙）混拌。
2　在基本款TKO上擺放
　　1，用調味海苔（適量）
　　包捲享用。

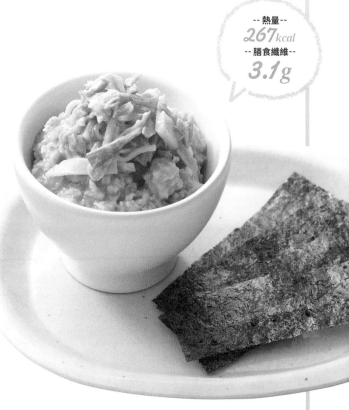

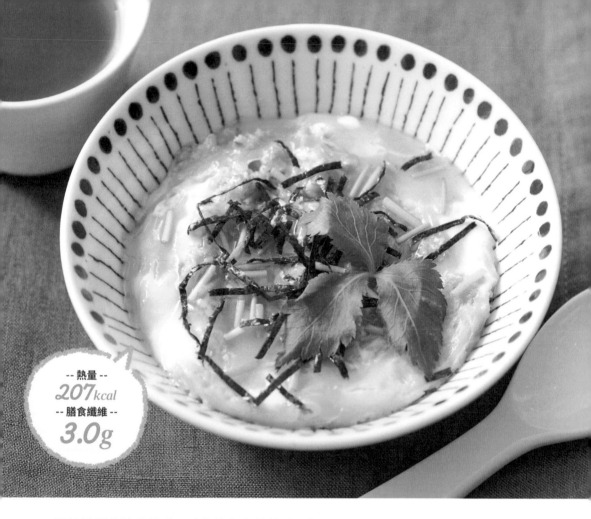

鬆軟滑蛋的簡單美味，鴨兒芹和海苔的香氣加分不少。

舒心滑蛋飯

材料（1人份）

燕麥片……30g
水……50ml
A 低醣鰹魚露（或一般鰹魚露）……1大匙
　味醂 ……1/2小匙
　低醣甘味料（或砂糖）……1/2小匙
蛋……1顆
鴨兒芹……適量
海苔絲……適量

做法

1　將燕麥片和水倒入耐熱容器，微波加熱1分鐘做成燕麥片飯。
2　接著加A，用筷子翻拌。
3　打入蛋，輕輕混拌。
4　再次微波加熱1分10秒，撒上鴨兒芹和海苔絲。

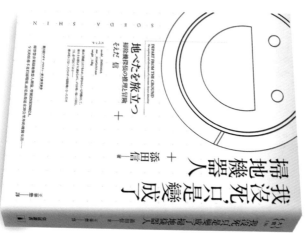

讀 悦
HAPPY READING
□皇冠文化集團
www.crown.com.tw
2022.05

取得更多新書資訊與
線上試閱請掃描圖

就算變成一台吸塵器，我也要保護妳！

我沒死，只是
變成了掃地機器人

添田信——著

阿嘉莎——克莉絲蒂獎全體評審跌破眼鏡！
史上最ㄎㄧㄤ的掃地機器人推理！

「我是誰？我在哪？我在幹什麼？」這不是癡呆，也不是臨天命降生，平凡的札幌刑警鈴木勇太睜開雙眼，發現自己竟然變成一台掃地機器人！但眼前的景象，卻讓勢太沒思考自己到底是死是活，因為女友屍體正躺在他的面前，更重要的是，還在30公里外的小橋，外勢太身為一具屍體，日失去他的陪伴與保護，隨時可能成多案纏女復行凶野將走。一場深夜的刻塑爭行動就要展開，勢太將掃地機器人的力能發揮到極致，並成功拯救失蹤的太能否擺脫命運的作弄，順利救出重圖，並成功拯救失蹤的太太？

默默抱怨 100 遍，不如開口拒絕這 1 遍

拒絕吧，沒什麼好怕！

不用忍耐，
也不會傷害到別人的「無敵拒絕法」！

石原加受子——著

獻給每個不敢拒絕的「好人」，
教你立即自救，不再被牽著鼻子走！
日本 AMAZON 讀者 ★★★★★ 超值用好評！

你也是人們眼中的「好人」嗎？不管你內心多麼為難，都無法拒絕他人的請求，總是把自己弄得疲憊不堪……當我們習慣忽略傾聽自己心中真正的感受、過度為他人著想，長期下來不但容易被負面情緒所填滿，甚至會產生受害者心態，變成不敢拒絕、不敢拜託別人幫忙的人，最後產生溝通障礙，嚴重影響我們的日常交流。拒絕與同意其實是一體兩面，唯有接納善待那個「想拒絕的自己」，才能任著對意等的關係中展開一段正向愉快、理直氣和的溝通。

鳥取縣的在地美食，用燕麥片也能做喔！

精力納豆

材料（1人份）

燕麥片……30g
水……50ml
碎納豆（附醬油包）……1盒
低醣鰹魚露（或一般鰹魚露）
……1小匙
辣椒醬……6滴左右
蛋……1顆
低醣鰹魚露
（或一般鰹魚露／最後提香用）
……1小匙
辣油（或麻油／最後提香用）……適量
青蔥（切成蔥花／也可用冷凍青蔥花）……適量

做法

1　將燕麥片和水倒入耐熱容器，微波加熱1分鐘做成燕麥片飯。
2　將燕麥片和水倒入耐熱容器，微波加熱1分鐘做成燕麥片飯。
3　把蛋打入2裡，輕輕混拌。
4　接著倒在1上，再次微波加熱1分40秒。
5　最後淋上低醣鰹魚露和辣油，撒些青蔥花。

-- 熱量 --
*308*kcal
-- 膳食纖維 --
*5.8*g

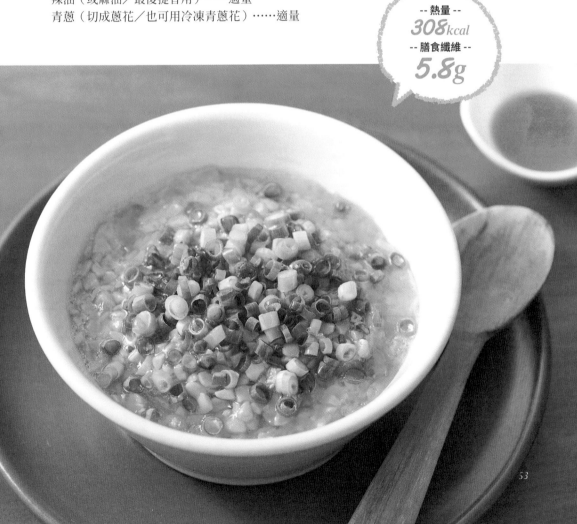

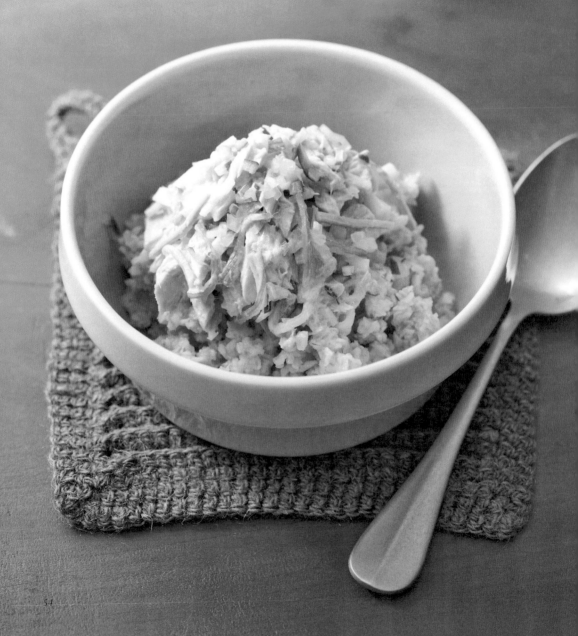

熱量
*213*kcal
膳食纖維
3.0g

把沙拉軍艦壽司裝在碗公裡大口吃！

沙拉軍艦壽司風味蓋飯

材料（1人份）

鹽漬小黃瓜……10g
蟹肉棒……1條
無油鮪魚……70g（1罐）
低醣鰹魚露
（或一般鰹魚露）……1又1/2小匙
低卡美乃滋
（或一般美乃滋）……2/3大匙
燕麥片……30g
水……50ml

A 調味醋（酸味溫和的醋或壽司醋等）
……2小匙
低醣鰹魚露（或一般鰹魚露）……1小匙
低醣甘味料（或砂糖）……2/3小匙
小黃瓜（切末）……適量

做法

1 鹽漬小黃瓜切碎，蟹肉棒剝散。
2 把瀝掉湯汁的無油鮪魚和1、低醣鰹魚露、低卡美乃滋拌合。
3 將燕麥片和水倒入耐熱容器，微波加熱1分鐘做成燕麥片飯。
4 接著加**A**充分拌勻，擺上**2**，撒些小黃瓜末。

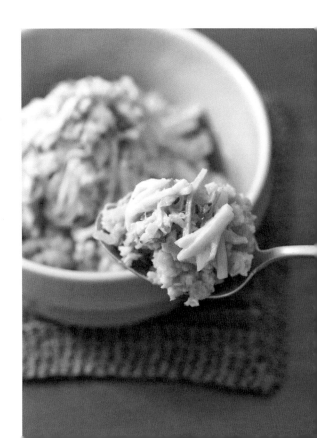

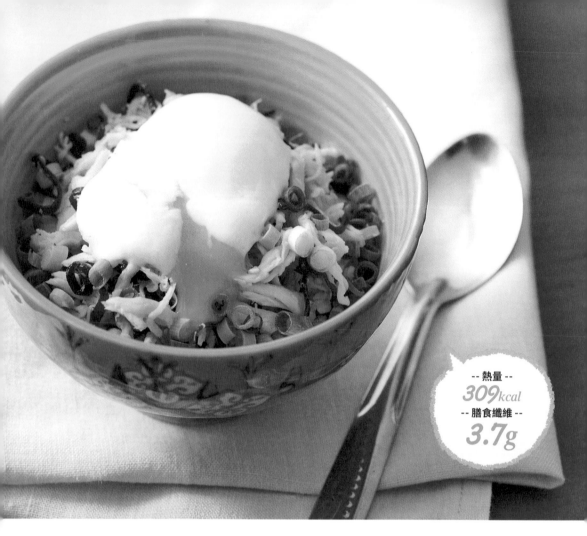

把調味料直接放入包裝袋，完成的醬汁鮮味無比！

蔥鹽雞蓋飯

材料（1人份）

市售即食雞胸肉絲……1包（80g）
軟管式蔥鹽醬……4～5cm
鹽昆布……1小撮
燕麥片……30g
水……50ml
青蔥（切成蔥花／也可用冷凍青蔥花）
……適量
白芝麻……適量
溫泉蛋（附醬汁）……1顆

做法

1 在雞胸肉絲的包裝袋內放入蔥鹽醬和鹽昆布
　 混拌。

2 將燕麥片和水倒入耐熱容器，微波加熱1分
　 鐘做成燕麥片飯。

3 把1擺在2上，再次微波加熱1分鐘。

4 撒些青蔥花和白芝麻，淋上溫泉蛋的醬汁。

裏上甜鹹醬汁的鮪魚真好吃！扒飯的手停不下來。

照燒鮪魚蓋飯

材料（1人份）

燕麥片……30g
水……50ml
無油鮪魚……70g（1罐）
市售烤雞醬……1大匙
海苔絲……適量
山椒……適宜

做法

1 將燕麥片和水倒入耐熱容器，微波加熱1分鐘做成燕麥片飯。
2 瀝掉無油鮪魚的湯汁，加烤雞醬混拌。
3 在1上撒些海苔絲，擺上2，最後依個人喜好撒些山椒。

-- 熱量 --
*192*kcal
-- 膳食纖維 --
*3.0*g

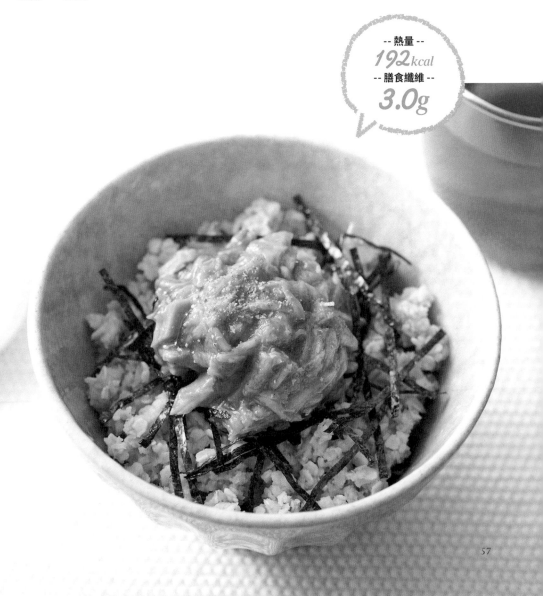

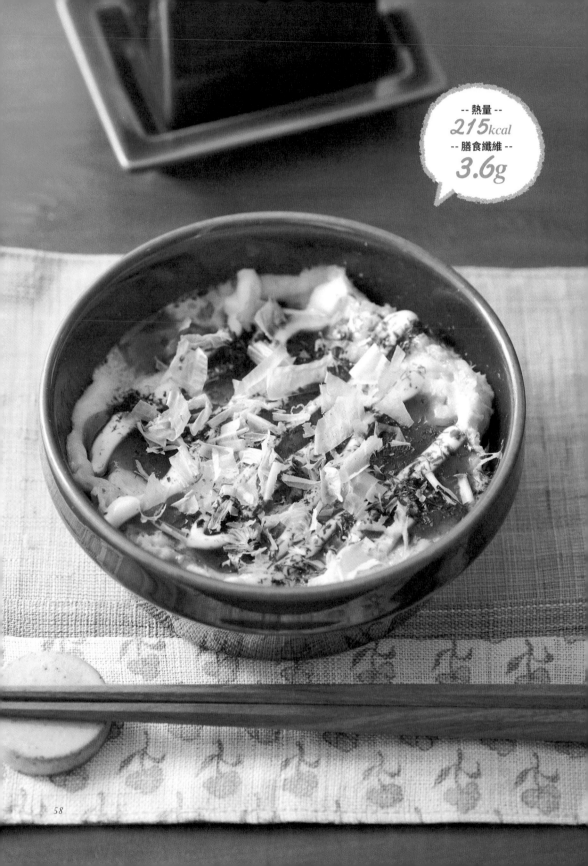

--熱量--
*215*kcal
--膳食纖維--
3.6g

有點想吃大阪燒的時候……用少量的燕麥片減醣！

杯子大阪燒

材料（1人份）

燕麥片……10g
水……30ml
A 高麗菜（切絲）……30g
　蛋 ……1顆
　低醣鰹魚露（或一般鰹魚露）
　……1小匙
融化起司片 ……1片

B 低醣大阪燒醬
　（或一般大阪燒醬）……適量
　低卡美乃滋
　（或一般美乃滋）……適量
　海苔粉……適量
　柴魚片……適量

做法

1　將燕麥片和水倒入耐熱容器，微波加熱1分鐘。
2　接著加**A**混拌，擺放起司片，再次微波加熱2分鐘。
3　最後淋上**B**。

> **MEMO**
> **「正宗醬香大阪燒」的做法**
> 若想做出道地口味的大阪燒，將炒過的冷凍綜合海鮮
> （適量）和燕麥片（30g）、水（100ml）、高麗菜
> 絲（30g）、豆芽菜（1把）、和風高湯粉（1小匙）
> 混拌，微波加熱3分鐘後，用平底鍋煎熟。

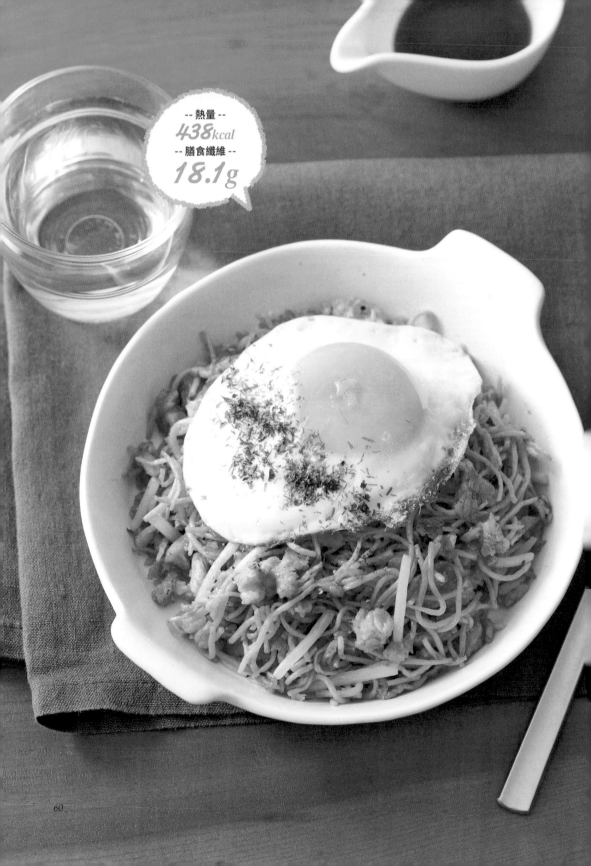

熱量
438kcal
膳食纖維
18.1g

在瘦身食品界引發話題的醣類0g麵＋燕麥片飯＝超美味炒麵飯！

太好吃了！零醣炒麵飯

材料（1人份）

醣類0g麵……1包
豬肉片……50g
豆芽菜……20g
蛋……1顆
燕麥片……30g
水……50ml

沙拉油……1大匙
和風高湯粉（顆粒）……1小匙
鹽、胡椒……各少許
低醣大阪燒醬（或一般大阪燒醬）
……1又1/2大匙
海苔粉……適宜

做法

1 醣類0g麵先冷凍，自然解凍後，切碎備用。豬肉切成一口大小，豆芽菜切成1/2～1/3的長度，蛋煎成荷包蛋。

2 將燕麥片和水倒入耐熱容器，微波加熱1分鐘做成燕麥片飯，用筷子翻拌。

3 在平底鍋內倒沙拉油加熱，依序加入1的醣類0g麵、豬肉和2下鍋拌炒。再加和風高湯粉、鹽、黑胡椒炒一炒。

4 炒到粒粒分明的狀態後，加1的豆芽菜和低醣大阪燒醬拌炒。盛盤，擺上1的荷包蛋，最後依個人喜好撒些海苔粉。

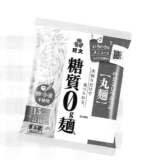

MEMO

醣類0g麵冷凍後解凍可去除水分，變得更有嚼勁（這並非廠商推薦的吃法）。沒時間冷凍、解凍的話，直接使用也OK。

醣類0g麵（圓麵）／紀文

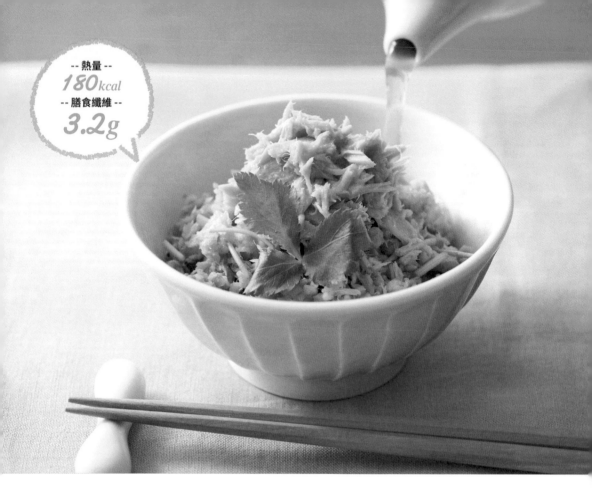

--熱量--
180kcal
--膳食纖維--
3.2g

綠茶與鴨兒芹的香氣，讓鮪魚變成高雅的味噌茶泡飯。

鯛魚飯風味的鮪魚茶泡飯

材料（1人份）

燕麥片……30g
水……50ml
無油鮪魚……70g（1罐）
A 味噌……1小匙
　味醂……少許
　低醣甘味料（或砂糖）
　……1小匙
鴨兒芹……適量
綠茶……適量

做法

1　將燕麥片和水倒入耐熱容器，微波加熱1分鐘做成燕麥片飯。
2　打開鮪魚罐頭，用蓋子瀝掉湯汁。
3　接著加2混拌，擺在1上。
4　再次微波加熱1分鐘，撒些鴨兒芹，倒入綠茶即完成。

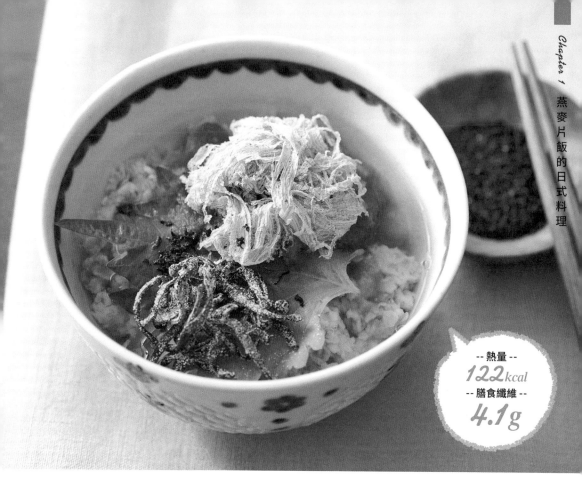

-- 熱量 --
122kcal
-- 膳食纖維 --
4.1g

使用三種昆布做成風味豐富的茶泡飯。

鮮味昆布茶泡飯

材料（1人份）

燕麥片……30g
水……50ml
梅昆布茶粉（顆粒）……1/4～1/3小匙
紫蘇葉……1片
細絲昆布……適量
鹽昆布……1小撮
紅紫蘇香鬆……適宜

做法

1 將燕麥片和水倒入耐熱容器，微波加熱1分鐘做成燕麥片飯。
2 接著撒上梅昆布茶粉。
3 擺放紫蘇葉，撒上細絲昆布、鹽昆布，再依個人喜好撒些紅紫蘇香鬆。最後倒入適量的熱水（材料分量外）。

> **MEMO**
> 最後倒的熱水也可換成熱茶或高湯，如果是用高湯，昆布的鮮味會變得更濃郁。

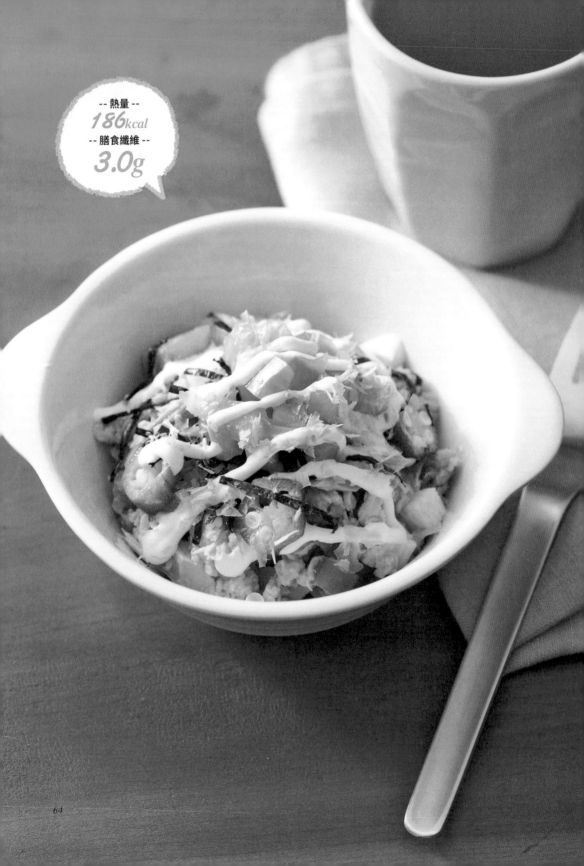

--熱量--
186kcal
--膳食纖維--
3.0g

清爽可口又能攝取蔬菜的營養滿分料理。

和風沙拉

材料（1人份）

燕麥片……20g
水……30ml
秋葵（切片）……2根的量
山藥（切成8mm丁狀）……20g
無油鮪魚……70g（1罐）
低醣鰹魚露（或一般鰹魚露）……2小匙

麻油……1/2小匙
海苔絲……適量
番茄（切成8mm丁狀）……20g
低卡美乃滋（或一般美乃滋）……適量
柴魚片……適量

做法

1　將燕麥片和水倒入耐熱容器，微波加熱1分鐘做成燕麥片飯。
2　接著放入網篩，沖水冷卻。
3　在深底容器內放入2和秋葵、山藥、無油鮪魚。
4　再加低醣鰹魚露和麻油混拌。
5　撒些海苔絲，擺上番茄丁，擠些低卡美乃滋、放上柴魚片。

MEMO

山藥和秋葵的黏液含有膳食纖維的果膠。果膠具有整腸作用，也可達到瘦身效果。
山藥和秋葵也可使用冷凍品。

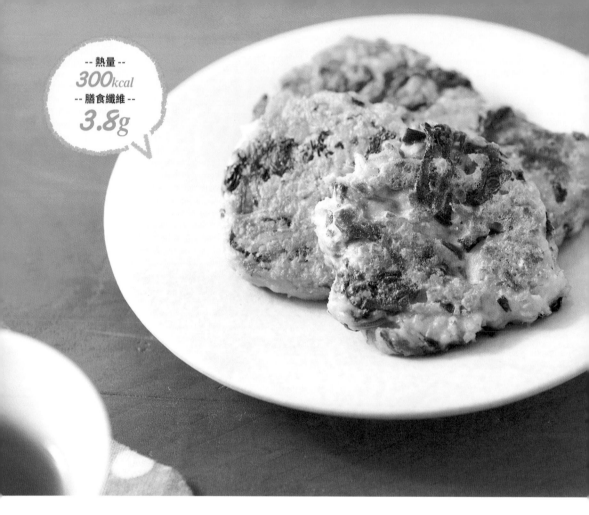

--熱量--
300kcal
--膳食纖維--
3.8g

用燕麥片做成健康的餡餅，也很適合給小朋友吃喔！

馬鈴薯餅風味餡餅

材料（1人份）

燕麥片……20g
冷凍菠菜（也可用新鮮菠菜）……30g
魩仔魚……1把
嫩豆腐……75g
海苔絲……適量
低醣鰹魚露（或一般鰹魚露）
……1大匙
低醣甘味料（或砂糖）……1小匙
太白粉……1又1/2小匙

做法

1　將所有材料倒入調理碗充分拌勻。
2　在平底鍋內倒入1小匙麻油（材料分量外）加熱，把1分成適口大小，壓扁成圓形。
3　下鍋煎至兩面焦黃即完成。

重現以前在阿嬤家吃過的懷念滋味！

阿嬤古早味煎餅

材料（1人份）

燕麥片……30g
水……60ml
海苔粉……適量
白芝麻……適量
麻油……1大匙
鹽……適量

做法

1　將燕麥片和水倒入耐熱容器，微波加熱1分鐘。接著加海苔粉和白芝麻混拌。
2　在平底鍋內倒麻油加熱，用湯匙挖起適口大小的1下鍋煎。
3　煎至兩面焦黃，最後撒些鹽。

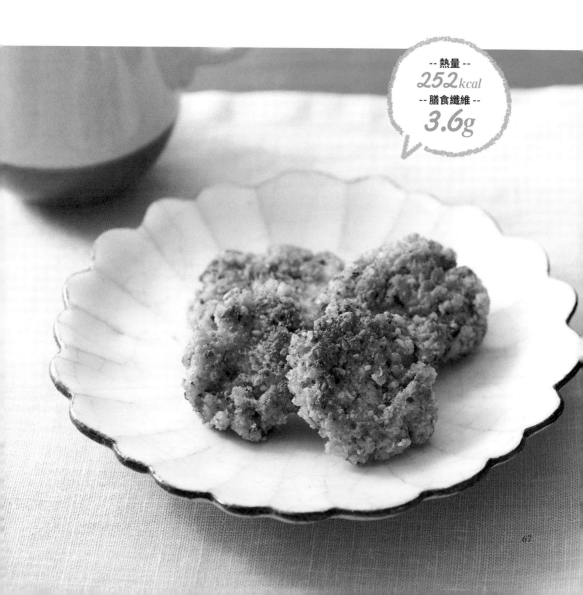

-- 熱量 --
252kcal
-- 膳食纖維 --
3.6g

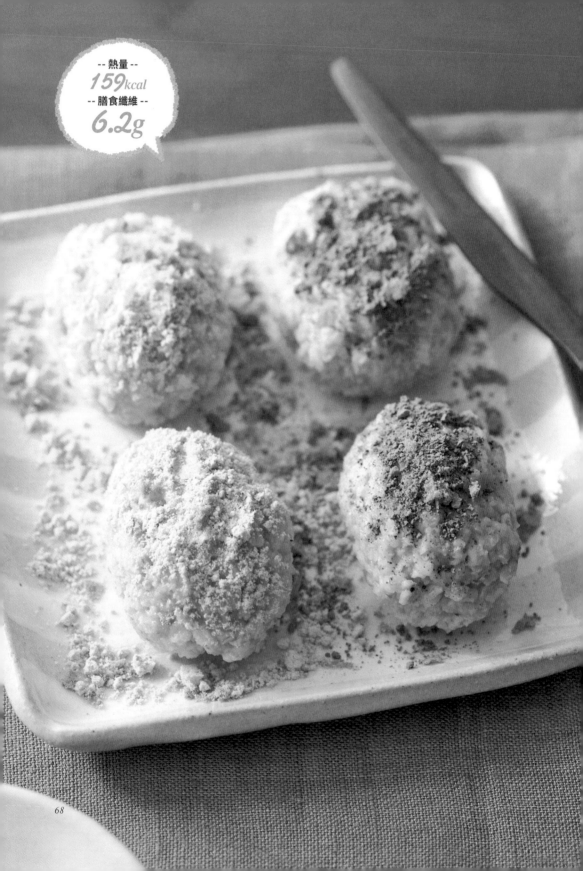

熱量
*159*kcal
膳食纖維
6.2g

68

燕麥片做的日式甜點，令人心滿意足！

雙色麻糬

材料（1人份）

燕麥片……30g
水……65ml
A 豆漿……15ml
　低醣甘味料（或砂糖）
　……1大匙
　洋車前子殼纖維粉……2g

黃豆粉……適量
抹茶粉……適量
黑糖（或二砂）……適量

做法

1　將燕麥片和水倒入耐熱容器，微波加熱1分鐘。
2　接著加A混拌，分成四等分並搓圓。
3　2個撒上黃豆粉，2個撒上抹茶粉。
4　最後撒些黑糖即完成。

瘦身成功的秘訣就是省時！

持之以恆是進行瘦身的關鍵。
因此，方便輕鬆正是訣竅所在！

盡可能減少要洗的東西

本書的燕麥片飯料理致力於不必洗東西，重點就是使用吃東西的容器製作。從烹調到食用，只使用一個容器，盡可能減少要洗的東西。

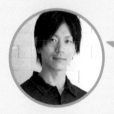

經歷過數次瘦身失敗的經驗後，我了解到只要覺得「好麻煩」就會無法持續下去。除了使用吃東西的容器製作，我也盡量不用調理碗或調理筷，像是把調味料直接倒入即食雞胸肉的包裝袋搓揉調理（請參閱P.56）等。

使用截切食材

活用市售熟食

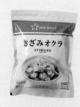 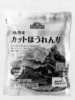 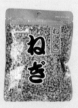

不用菜刀或砧板也是省時省事、減少洗東西的訣竅，請多多利用截切蔬菜或冷凍蔬菜。

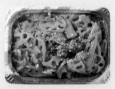 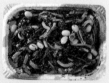

炒胡蘿蔔牛蒡絲、燉鹿尾菜等，超市或超商販賣的熟食都能直接加進燕麥片飯裡。

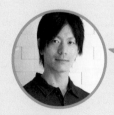

包含我在內，不擅下廚的人總覺得拿菜刀、開火煮食是不容易的事。若是用截切的冷凍食材或超商、超市的熟食，任何人都能輕鬆做到！

Chapter 2

~~~~~~

燕麥片飯的
西式料理

進行瘦身時，明知不能碰
卻好想吃的蛋包飯或披薩、義大利麵等西式料理。
若是用燕麥片飯製作，就能減醣、控制熱量，
吃得放心滿足。

72

吃了好幸福的鬆軟蛋包飯，用微波爐馬上就能做喔！

微波爐做的極品蛋包飯

材料（1人份）

燕麥片……30g
水……50ml
A 洋蔥（切末）……1/8個的量（25g）
　高湯粉（顆粒）……1/2小匙
　低醣甘味料（或砂糖）
　……1/2小匙
　低醣番茄醬（或一般番茄醬）
　……1大匙
　豆漿……1大匙
　胡椒……少許

蛋……1顆
豆漿（煎蛋用）……2大匙
低醣番茄醬
　（或一般番茄醬／裝飾用）
　……適宜
貝比生菜……適宜
番茄（切成半月形塊狀）……適宜

做法

1 將燕麥片和水倒入耐熱容器，微波加熱1分鐘做成燕麥片飯。
2 接著加A混拌，再次加熱1分30秒。
3 取一容器打入蛋攪散，加豆漿混拌。
4 在平底容器內鋪放烤盤紙，倒入3，微波加熱2分30秒。
5 把2放在4上，用烤盤紙包覆翻面、整形。依個人喜好擠上低醣番
　茄醬，可擺些貝比生菜和番茄。

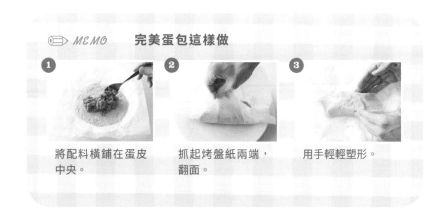

✐ MEMO　完美蛋包這樣做

❶ 將配料橫鋪在蛋皮中央。

❷ 抓起烤盤紙兩端，翻面。

❸ 用手輕輕塑形。

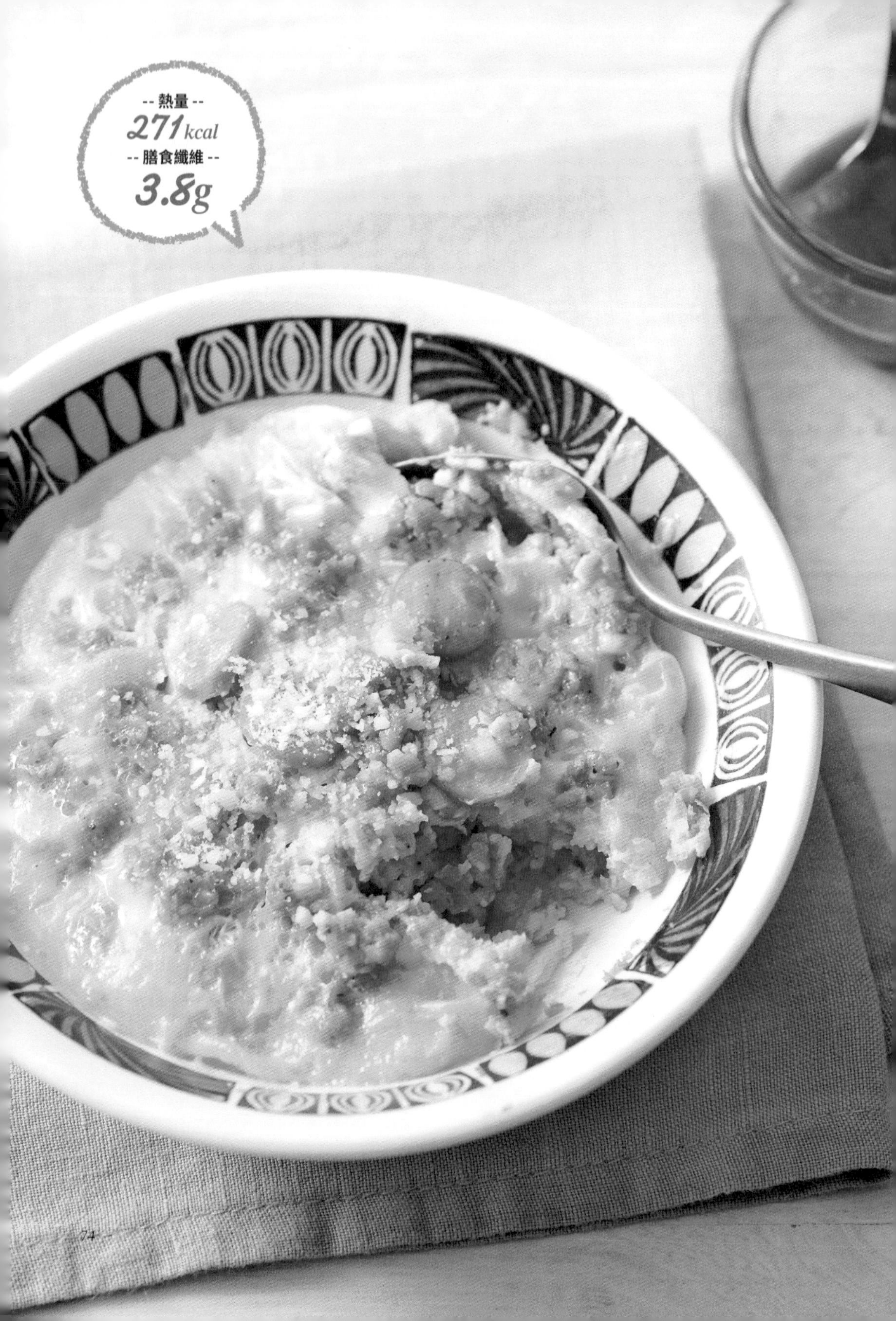
-- 熱量 --
271kcal
-- 膳食纖維 --
3.8g

用番茄汁做燕麥片飯，炒紅飯輕鬆完成！

茄汁蛋包飯

材料（1人份）

A 燕麥片……30g
　原味番茄汁（無添加鹽和砂糖）
　……45ml
B 洋蔥（切末）……1/8個的量（25g）
　熱狗（切片）……1根
　鹽……少許
　粗磨黑胡椒……少許

蛋……1顆
低醣番茄醬（或一般番茄醬）
……適宜
起司粉……適宜

做法

1 將燕麥片和水倒入耐熱容器，微波加熱1分鐘做成燕麥片飯。
2 接著加B混拌。
3 把蛋打入2裡，輕輕攪散上層蛋液。
4 微波加熱2分鐘，依個人喜好擠上番茄醬，撒些起司粉。

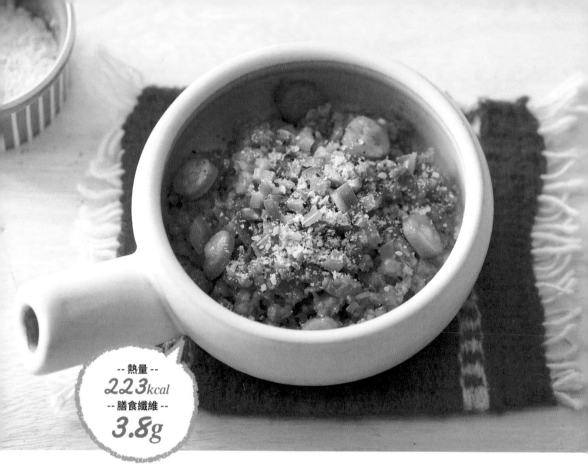

番茄醬＆伍斯特醬的濃郁滋味，與咖啡廳的拿坡里義大利麵相比毫不遜色！

拿坡里飯

材料（1人份）

燕麥片……30g
水……50ml
A 奶油……3g
　高湯粉（顆粒）……1/3小匙
　低醣番茄醬（或一般番茄醬）……1大匙
　低醣伍斯特醬（或一般伍斯特醬）……少許
　橄欖油……1/3小匙
　洋蔥（切末）……1/8個的量（25g）
B 熱狗（切片）……1根
　鹽……少許
　粗磨黑胡椒……少許
　青椒（切末）……1/3個的量（15g）
帕瑪森起司……適宜

做法

1　將燕麥片和水倒入耐熱容器，微波加熱1分鐘做成燕麥片飯。
2　接著加A，用筷子翻拌。
3　把B均勻擺在2上。
4　再次微波加熱2分30秒，依個人喜好撒些帕瑪森起司。

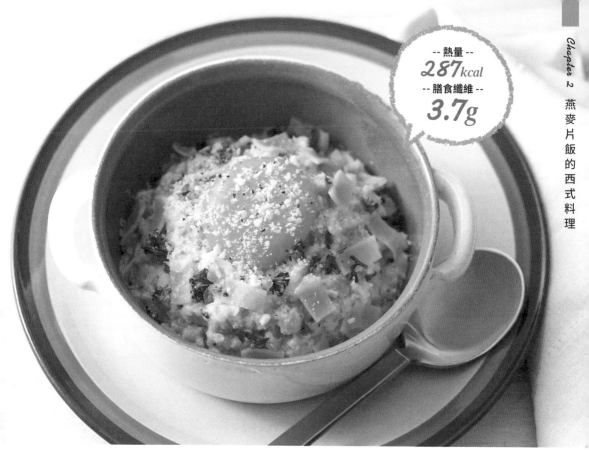

-- 熱量 --
287kcal
-- 膳食纖維 --
3.7g

瘦身中也能吃的培根蛋醬，豆腐讓口感變得綿密！

培根蛋飯

材料（1人份）

燕麥片……30g
水……50ml
蛋……1顆
A 嫩豆腐……40g
　醬油……1/2小匙
　高湯粉（顆粒）……1/2小匙
　香蒜粒（或香蒜粉）……適量
　鹽……少許
　粗磨黑胡椒……少許
　橄欖油……1/3小匙
洋蔥（切末）……1/8個的量（25g）
培根（切成1cm小塊）……1/2片
帕瑪森起司……適宜
香芹（也可用乾燥香芹）……適宜

做法

1 將燕麥片和水倒入耐熱容器，微波加熱1分鐘做成燕麥片飯。把蛋白和蛋黃分開。
2 接著在1加蛋白和A混拌。
3 擺上洋蔥末和培根，再次微波加熱1分20秒。
4 放上蛋黃，依個人喜好撒些帕瑪森起司和香芹。

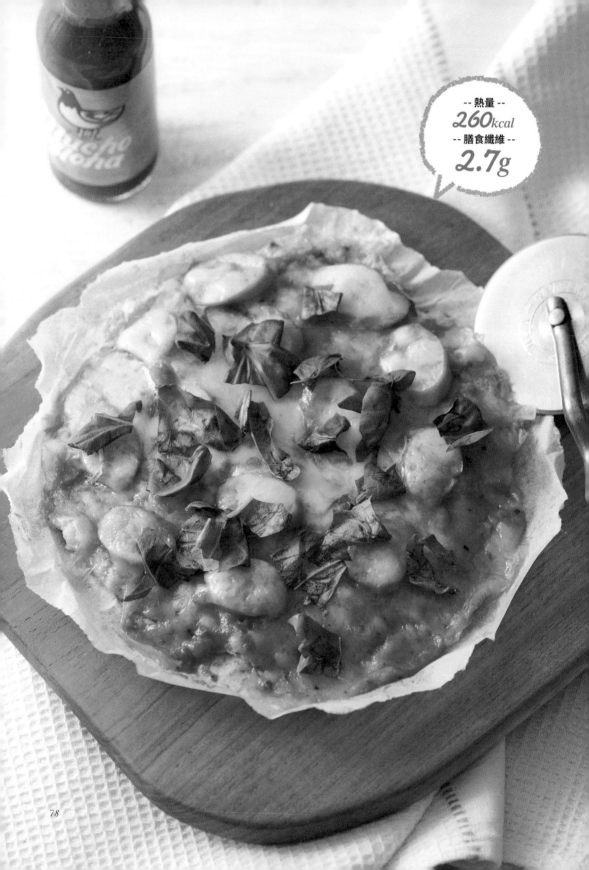

進行瘦身時不敢吃的披薩，如果是燕麥片就很OK！

微波爐披薩

材料（1人份）

燕麥片……5g
水……30ml
A 蛋液……1顆蛋的量
　豆渣粉……5g
　高湯粉（顆粒）……1/3小匙

披薩醬……1大匙
香腸（斜切薄片）……1根
綜合起司絲……適量
粗磨黑胡椒……少許
羅勒葉……適宜

做法

1　在平底略深的耐熱容器鋪放烤盤紙，倒入燕麥片和水，微波加熱1分鐘。

2　接著加A充分拌勻，微波加熱2分30秒。

3　2塗抹披薩醬，擺香腸片、撒上綜合起司絲。

4　再微波加熱1分30秒，撒上粗磨黑胡椒。可擺些撕碎的羅勒葉。

✏️ *MEMO*　　**換個口味，試試「墨西哥風味披薩」**

將披薩醬換成莎莎醬，依個人喜好酌量撒上香蒜粉和綜合起司絲，微波加熱1分30秒，香辣的墨西哥風味披薩就完成了！

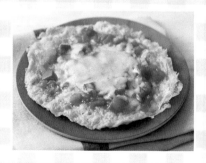

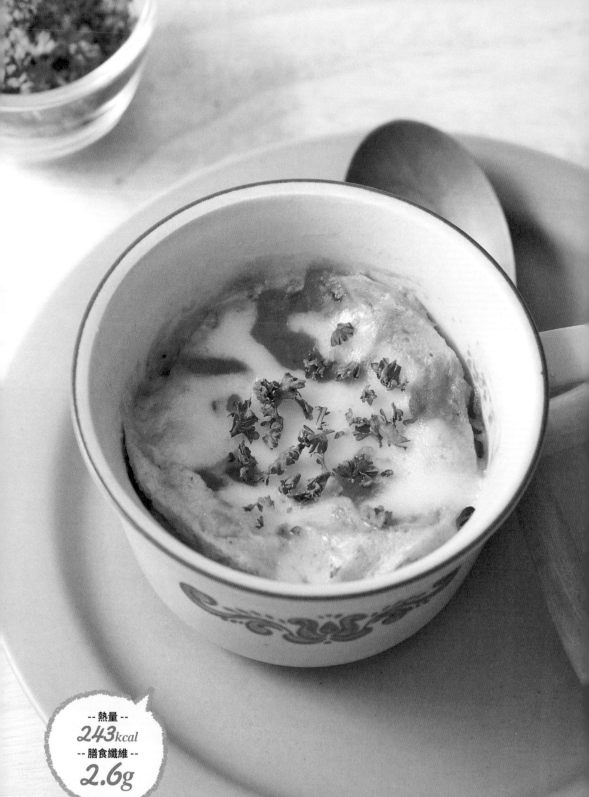

-- 熱量 --
243kcal
-- 膳食纖維 --
2.6g

用湯匙挖著吃的披薩真特別，燕麥片的用量少，當消夜吃也無妨。

挖著吃的披薩

材料（1人份）

燕麥片……5g
水……30ml
A 蛋……1顆
　豆渣粉……5g
　高湯粉（顆粒）……2/3小匙
　粗磨黑胡椒……少許

披薩醬……1大匙
香腸（斜切薄片）……1根
融化起司片……1片
香芹（也可用乾燥香芹）……適宜

做法

1 將燕麥片和水倒入耐熱容器，微波加熱1分鐘。
2 接著加A充分拌勻。
3 依序放上披薩醬、香腸片、起司片，再次微波加熱2分鐘。
　可撒些香芹。

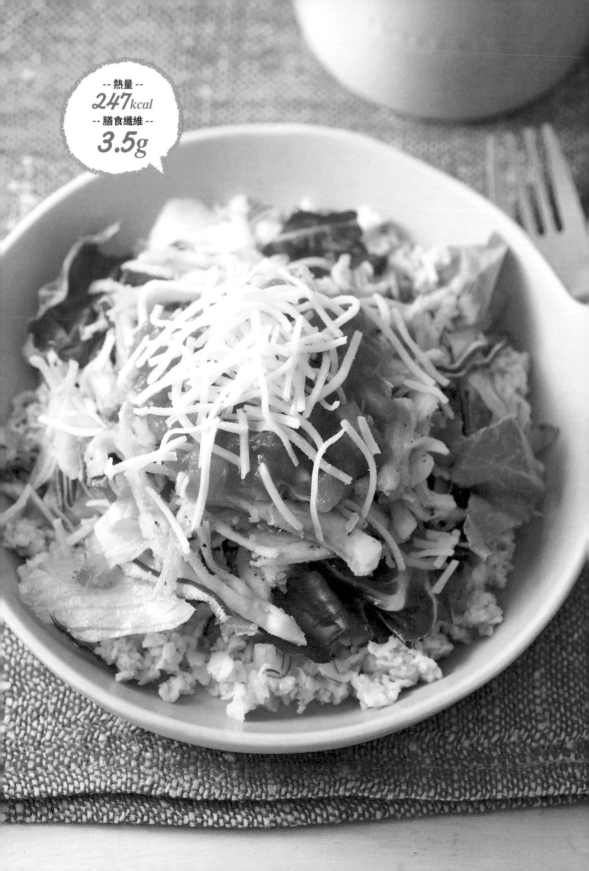

-- 熱量 --
247kcal
-- 膳食纖維 --
3.5g

分量十足的沙拉風味，可以加自己喜歡的蔬菜喔！

墨式莎莎沙拉飯

材料（1人份）

燕麥片……20g
水……30ml
鹽……少許
市售截切蔬菜萵苣片……適量
「頂級雞胸肉」（做法請參閱下文）……適量
莎莎醬……適量
起司絲……適量

做法

1 將燕麥片和水倒入耐熱容器，微波加熱1分鐘做成燕麥片飯。
2 接著加鹽翻拌，鋪平在淺盤內，擺上萵苣片。
3 再放「頂級雞胸肉」，淋些莎莎醬、擺上起司絲。

✏ MEMO

「頂級雞胸肉」的做法

在平底鍋倒橄欖油（1小匙）加熱，將市售即食雞胸肉絲（80g／1包）下鍋拌炒。接著加高湯粉（顆粒／2/3小匙）、豆渣粉（1小匙）、粗磨黑胡椒（適量）混拌，完成的味道很像速食店的炸雞喔！

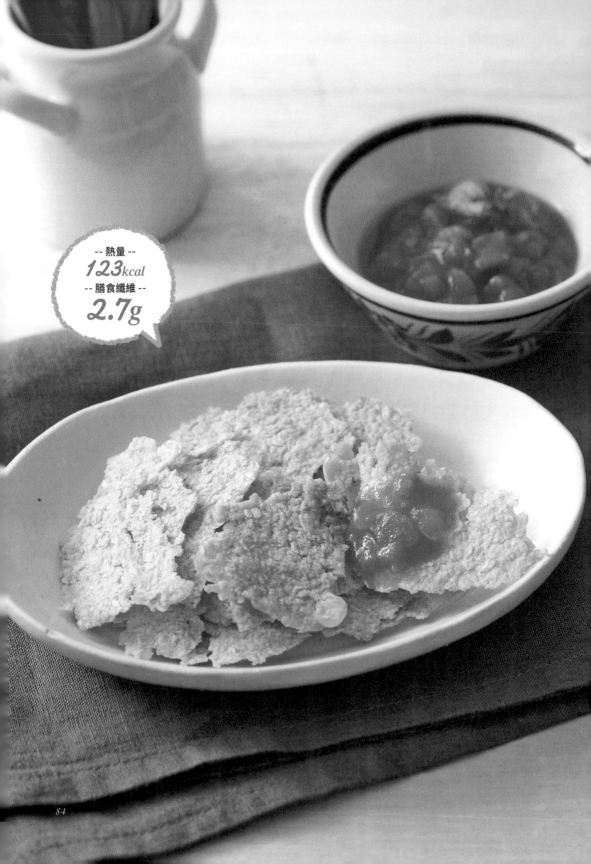

-- 熱量 --
*123*kcal
-- 膳食纖維 --
2.7g

令人驚豔的酥脆口感，請搭配喜歡的沾醬享用。

墨西哥玉米片

材料（1人份）

燕麥片……20g
玉米濃湯粉……10g
水……30ml
莎莎醬……適宜

做法

1 將燕麥片、玉米濃湯粉和水倒入耐熱容器，微波加熱1分鐘。

2 混拌1，冷卻後用手揉圓並壓扁，放在砧板等平面物體上。
蓋上保鮮膜，用擀麵棍等物擀至極薄。

3 把2放到烤盤紙上，再次微波加熱2分30秒～3分鐘，
加熱時請留意別變焦。依個人喜好撒些帕瑪森起司享用。

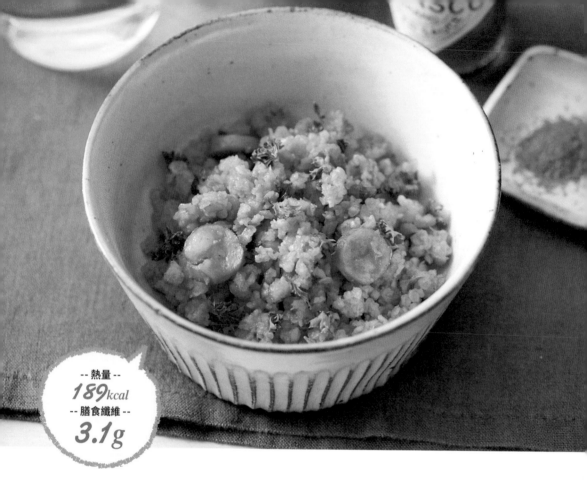

--熱量--
189kcal
--膳食纖維--
***3.1*g**

香辣可口的美式料理，辣度請依個人喜好調整。

什錦飯（Jambalaya）

材料（1人份）

燕麥片……30g
水……50ml
A 香腸（切片）……1根
　低醣番茄醬
　（或一般番茄醬）……1又1/2小匙
　低醣伍斯特醬（或一般伍斯特醬）
　……少許
　咖哩粉……少許
　魔法香料鹽……少許
　橄欖油……1/2小匙
香芹（也可用乾燥香芹）……適量
辣椒醬……適量

做法

1　將燕麥片和水倒入耐熱容器，微波加熱1分
　　鐘做成燕麥片飯。
2　接著加A混拌。
3　再次微波加熱1分30秒，最後撒些香芹、淋
　　上辣椒醬。

📝 *MEMO*

愛吃辣的人，可酌量再撒些一味辣椒粉，
辣味變得明顯更加美味。

香辣的咖哩風味之中，奶油香撲鼻而來！

咖哩炒飯

材料（1人份）

燕麥片……30g
水……50ml
奶油……1小匙
培根（切成1cm寬）……1/2片
冷凍菠菜（也可用新鮮菠菜）……30g
A 高湯粉（顆粒）……2小撮
　咖哩粉……1小匙
　粗磨黑胡椒……適量
蛋……1顆
香芹（也可用乾燥香芹）……適宜

做法

1　將燕麥片和水倒入耐熱容器，微波加熱
　　1分鐘做成燕麥片飯。
2　在平底鍋放奶油加熱，培根和菠菜下鍋
　　拌炒。
3　接著加1拌炒，用A調味。
4　打入蛋混拌，盛盤。可撒些香芹。

-- 熱量 --
271kcal
-- 膳食纖維 --
4.1g

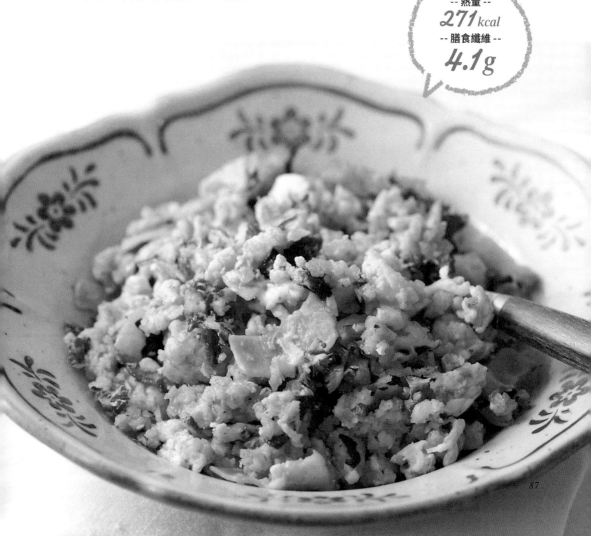

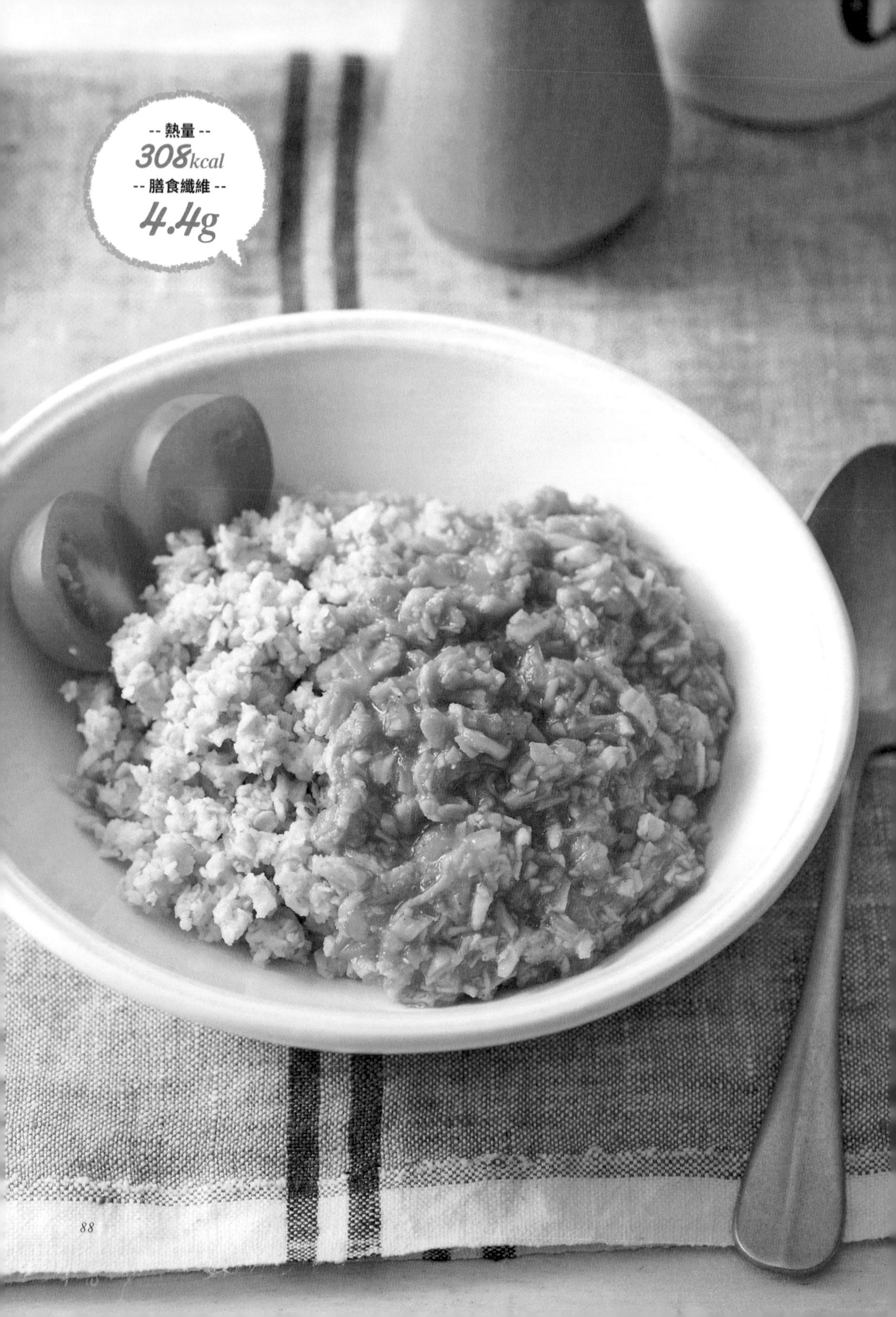
-- 熱量 --
308kcal
-- 膳食纖維 --
4.4g

燕麥片飯和咖哩也超對味！即使正在瘦身也能放心吃。

蔬菜絞肉咖哩

材料（1人份）

市售即食雞胸肉絲
……80g（1包）
洋蔥（切末）……1/8個的量（25g）
橄欖油……1小匙
A 低醣番茄醬（或一般番茄醬）
　……1/3小匙
　咖哩粉……2小匙
　粗磨黑胡椒……適量
　低醣伍斯特醬（或一般伍斯特醬）
　……1/3小匙

一味辣椒粉……適宜
市售洋蔥湯
（冷凍乾燥）……1包
燕麥片……30g
水……50ml
小番茄……適宜

做法

1 雞胸肉絲切碎，與洋蔥末拌合。
2 在平底鍋內倒橄欖油加熱，1下鍋略炒後，加A拌炒。想吃辣一點的人，請依個人喜好加些一味辣椒粉。
3 接著加150ml的水（材料分量外）和洋蔥湯，煮至變稠。
4 將燕麥片和水倒入耐熱容器，微波加熱1分鐘做成燕麥片飯。
5 3和4一起盛盤，可擺些小番茄。

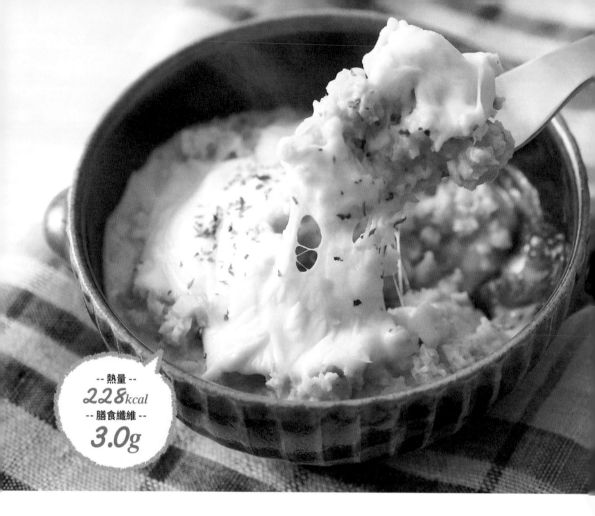

添加起司，讓白醬變得更濃郁！

奶油白醬起司燉飯

材料（1人份）

燕麥片……30g
水……50ml
A 洋蔥（切末）……5g
　白醬料理粉（顆粒）……2小匙
　水……20ml
　豆漿……40ml
融化起司片……1片
香芹（也可用乾燥香芹）
……依個人喜好酌量
※起司片建議使用莫札瑞拉起司片。

做法

1 將燕麥片和水倒入耐熱容器，微波加熱1分鐘做成燕麥片飯。
2 接著加A混拌。
3 擺上起司片，再次微波加熱1分40秒，依個人喜好撒些香芹。

用豆漿做的健康燉飯，請趁熱享用！

香濃菠菜燉飯

材料（1人份）

燕麥片……20g
水……30ml
無油鮪魚……70g（1罐）
冷凍菠菜（也可用新鮮菜）……30g
手撕起司條……25g（1條）
A 高湯粉（顆粒）……1/2小匙
　雞湯粉（顆粒）……1/2小匙
　粗磨黑胡椒……少許
　鹽……少許
　豆漿……60ml

做法

1　將燕麥片和水倒入耐熱容器，微波加熱1分鐘做成燕麥片飯。
2　接著加瀝掉湯汁的無油鮪魚、菠菜、用手撕成細條的起司和A。
3　再次微波加熱3分鐘，充分拌勻後享用。

-- 熱量 --
257kcal
-- 膳食纖維 --
3.1g

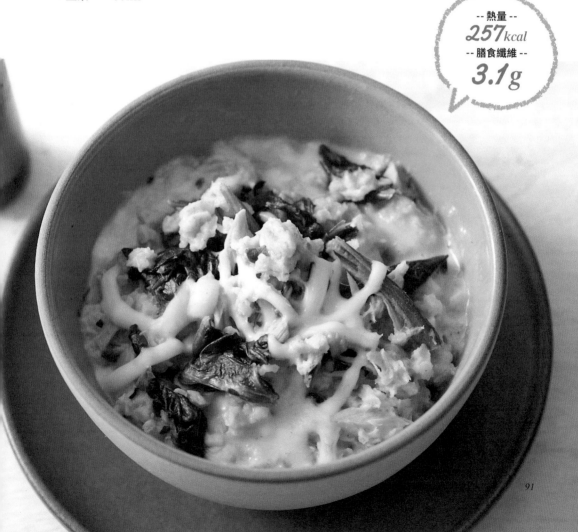

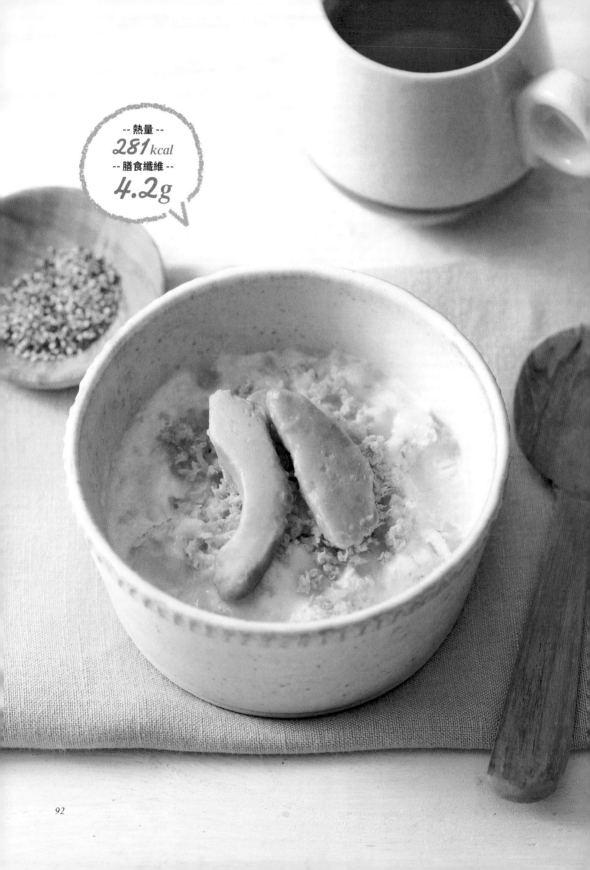

-- 熱量 --
*281*kcal
-- 膳食纖維 --
4.2g

加了濃郁的酪梨提升滿足感，營養也非常豐富。

鮭魚酪梨奶香燉飯

材料（1人份）

燕麥片……30g
水……50ml
A 鮭魚鬆……1大匙
　低脂牛奶（或全脂牛奶）……70ml
　高湯粉（顆粒）……1小撮
B 酪梨（切成約1.5cm塊狀／也可用冷凍酪梨）
　……15g
　綜合起司絲……1把
　低醣鰹魚露（或一般鰹魚露）
　……1/4小匙

粗磨黑胡椒……適宜
鮭魚鬆（裝飾用）……適宜
酪梨（裝飾用）……適宜

做法

1 將燕麥片和水倒入耐熱容器，微波加熱1分鐘做成燕麥片飯。
2 接著加A，用筷子翻拌。
3 再加B混拌，微波加熱2分鐘。
4 依個人喜好撒些粗磨黑胡椒，擺上裝飾用的鮭魚鬆和酪梨。

📖 MEMO

鮭魚和酪梨含有優質的不飽和脂肪酸。鮭魚有DHA和EPA，酪梨有亞麻油酸和α-亞麻酸，這些都是必需脂肪酸，很適合瘦身時期攝取。

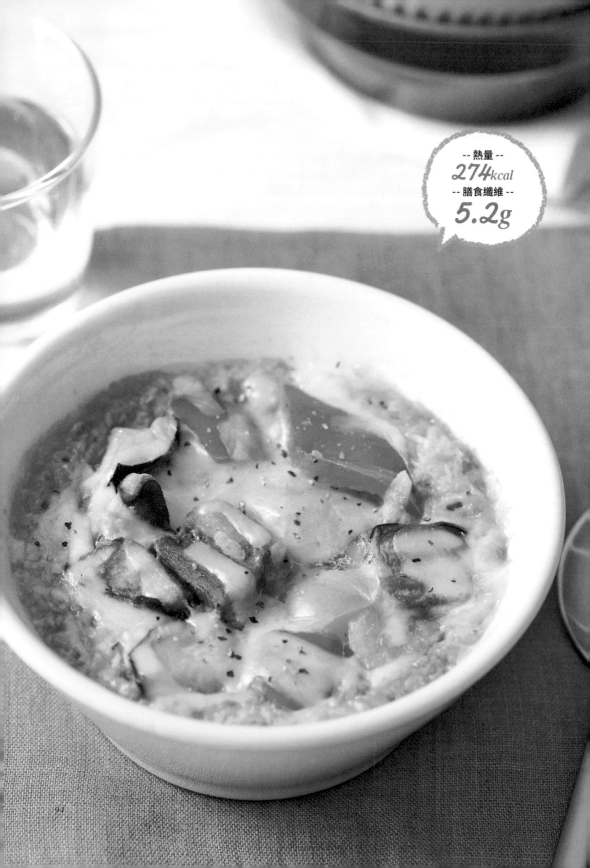

色彩繽紛的蔬菜賞心悅目。想吃義式料理時，不妨試試這道。

烤蔬菜番茄起司燉飯

材料（1人份）

燕麥片……30g
A 原味番茄汁（無添加鹽和砂糖）
　……100ml
　豆漿……40ml
　奶油……1小匙
　雞湯粉（顆粒）……1/3小匙
　高湯粉（顆粒）……2/3小匙

市售冷凍烤蔬菜
（沒有的話，請烤喜歡的蔬菜）……適量
綜合起司絲……適量
粗磨黑胡椒……適量

做法

1　將燕麥片和**A**倒入耐熱容器，微波加熱1分鐘。
2　接著加冷凍烤蔬菜，擺上綜合起司絲。
3　再次微波加熱4分鐘，撒上粗磨黑胡椒即完成。

MEMO

冷凍烤蔬菜包含櫛瓜、紅椒、黃椒和紫洋蔥。手邊沒有市售品時，請用平底鍋烤喜歡的蔬菜使用。

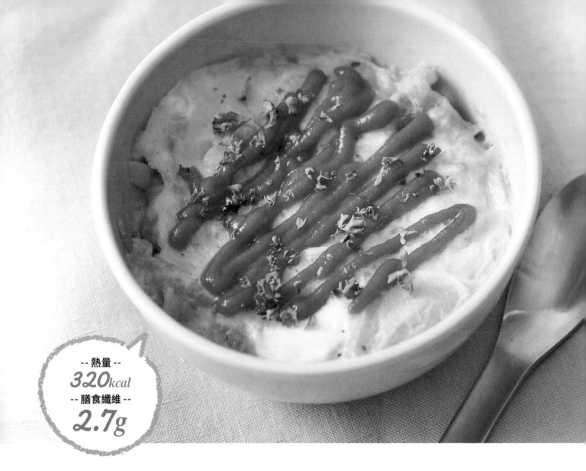

-- 熱量 --
320kcal
-- 膳食纖維 --
2.7g

番茄風味的燉飯加蛋，幸福滿滿！

蛋包燉飯

材料（1人份）

燕麥片……20g
原味番茄汁（無添加鹽和砂糖）
……30ml
A 豆漿……60ml
　高湯粉（顆粒）……1/2小匙
　雞湯粉（顆粒）……1/2小匙
　低醣甘味料……1小匙
　鹽……少許
　粗磨黑胡椒……少許
市售即食雞胸肉絲……40g
融化起司片……1片
蛋……1顆
低醣番茄醬（或一般番茄醬）……適量
香芹（也可用乾燥香芹）……適量

做法

1 將燕麥片和番茄汁倒入耐熱容器，微波加熱1分鐘做成燕麥片飯。
2 用筷子翻拌1，接著加A和雞胸肉絲混拌。
3 擺上起司片、打入蛋，輕輕攪散上層蛋液，再次微波加熱2分鐘。
4 稍微攪拌蛋的表面，微波加熱1分鐘。
5 最後擠上低醣番茄醬，可撒些香芹。

96

用豆腐做的健康白醬是調味關鍵！

咖哩風味的美乃滋焗鮪魚

材料（1人份）

燕麥片⋯⋯30g

水⋯⋯50ml

奶油⋯⋯1小匙

咖哩粉⋯⋯1/3小匙

無油鮪魚⋯⋯70g（1罐）

A 低卡美乃滋

（或一般美乃滋）⋯⋯2小匙

低醣魚露（或一般鰹魚露）

⋯⋯1/3小匙

鴻喜菇或花椰菜等

喜歡的菇類或蔬菜⋯⋯20g

「豆腐白醬」（請參閱下文）

綜合起司絲⋯⋯20g

做法

1 將燕麥片和水倒入耐熱容器，微波加熱1分鐘做成燕麥片飯。

2 1接著加奶油和咖哩粉，用筷子翻拌。

3 另取一容器，倒入瀝掉湯汁的無油鮪魚和A混拌。

4 把一半的3放在2上，擺些菇類或蔬菜，淋上「豆腐白醬」。

5 再放剩下的3，擺上綜合起司絲，放進210度的烤箱烤約14分鐘，烤至表面焦香。

※發現快烤焦時，請蓋上鋁箔紙。

MEMO

豆腐白醬的做法

嫩豆腐（75g）加低脂牛奶（或全脂牛奶／10ml）、鹽和胡椒（各少許）拌至柔滑狀態。

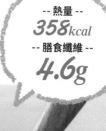

-- 熱量 --
358kcal
-- 膳食纖維 --
4.6g

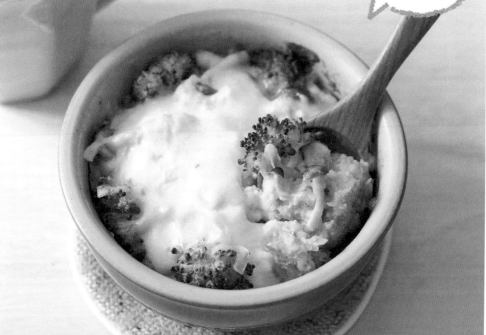

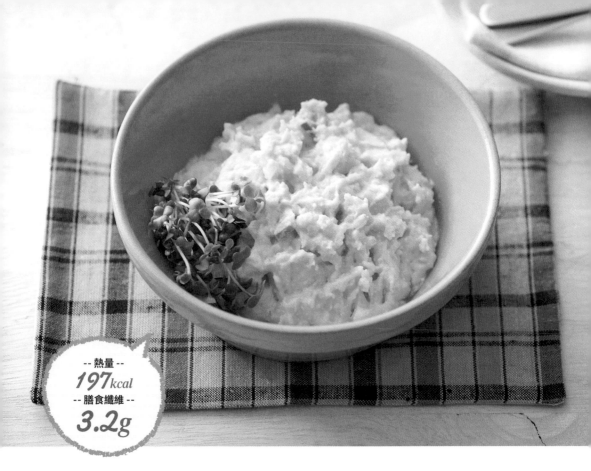

沒有馬鈴薯，口感和味道卻如此相像！根本就是馬鈴薯沙拉。

不可思議馬鈴薯沙拉

材料（1人份）

燕麥片……5g
水……30ml
嫩豆腐……40g
A 火腿（切碎）……1片
　洋蔥（切末）……1/8個的量（25g）
　豆渣粉……5g
　蛋白……1顆蛋的量
　高湯粉（顆粒）……1/2小匙
　低卡美乃滋（或一般美乃滋）
　……1又1/2小匙
融化起司片……1片
粗磨黑胡椒……適宜
蘿蔔嬰……適宜

做法

1　將燕麥片和水倒入耐熱容器，微波加熱
　　1分鐘。
2　接著加豆腐，混拌至柔滑狀態。
3　再加A充分拌勻。
4　擺上起司片，微波加熱2分鐘，用筷子
　　翻拌。
5　依個人喜好撒上粗磨黑胡椒，可放些蘿
　　蔔嬰。

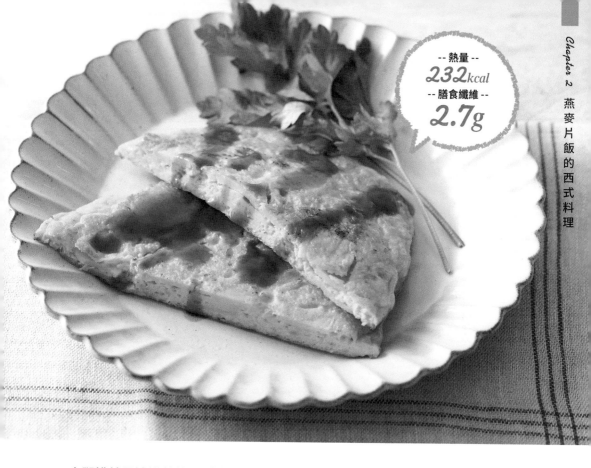

-- 熱量 --
232kcal
-- 膳食纖維 --
2.7g

火腿排就是這道菜的靈感來源！也很適合當下酒菜。

鬆軟火腿起司

材料（1人份）

燕麥片……10g
水……50ml
A 蛋……1顆
　火腿（切碎）……1片
　高湯粉（顆粒）……少許
　咖哩粉……少許
　豆渣粉……2小匙
　綜合起司絲……1把
　粗磨黑胡椒……少許
橄欖油……少許
低醣伍斯特醬（或一般伍斯特醬）……適宜
義大利香芹……適宜

做法

1 將燕麥片和水倒入耐熱容器，微波加熱1分鐘。
2 接著加A混拌。
3 在平底鍋內倒橄欖油加熱，2下鍋以小火煎烤兩面。
4 盛盤，依個人喜好淋上低醣伍斯特醬，可擺些義大利香芹。

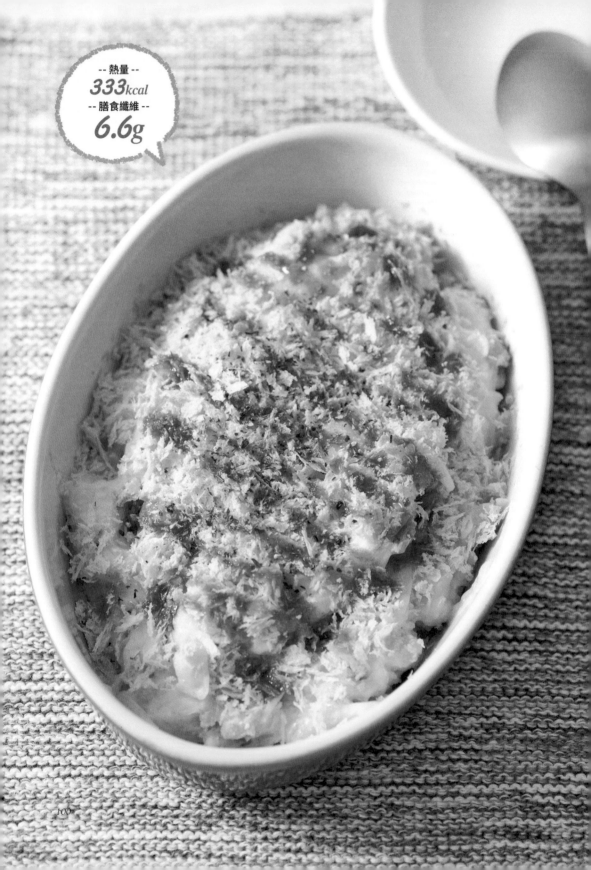

-- 熱量 --
333kcal
-- 膳食纖維 --
6.6g

100

沒有馬鈴薯也沒有用油炸，但它就是可樂餅！

挖著吃的可樂餅

材料（1人份）

燕麥片……10g
水……60ml
A 蛋……1顆
　培根（切碎）……1/2片
　嫩豆腐……75g
　洋蔥（切末）……5g
　高麗菜（切絲）……10g
　豆渣粉……10g
　低卡美乃滋
　（或一般美乃滋）……1又1/2小匙
　高湯粉（顆粒）……2/3小匙

綜合起司絲……15g
低醣麵包粉（或一般麵包粉）……4g
粗磨黑胡椒……適宜
香芹（也可用乾燥香芹）……適宜
低醣伍斯特醬（或一般伍斯特醬）
……適宜

做法

1 將燕麥片和水倒入耐熱容器，微波加熱1分鐘。
2 接著加A混拌，再次微波加熱2分鐘。
3 撒上綜合起司絲和低醣麵包粉，放進210度的烤箱烤約14分鐘，
　烤至表面焦黃。
4 依個人喜好撒些粗磨黑胡椒、香芹，淋上低醣伍斯特醬。

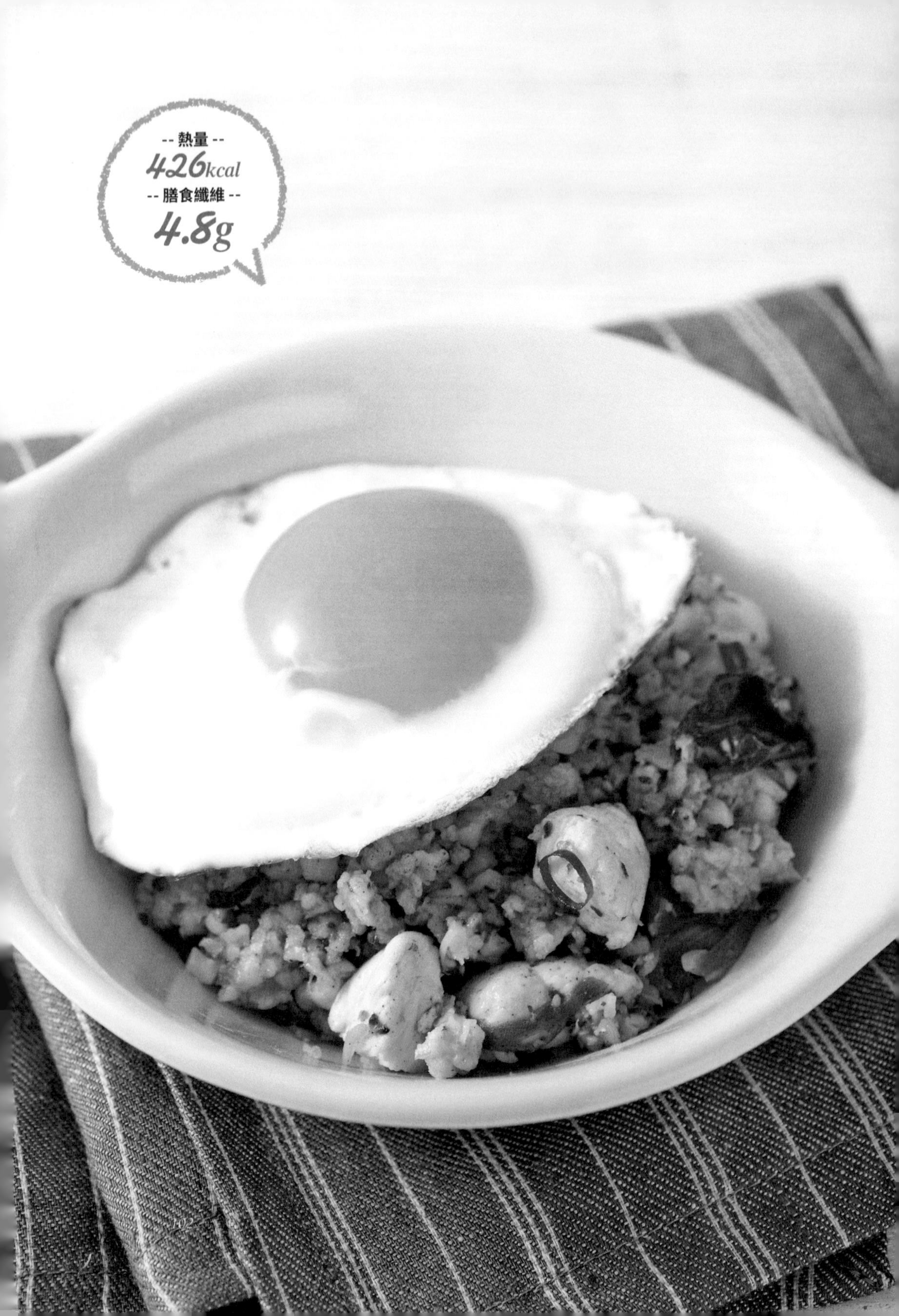
-- 熱量 --
426kcal
-- 膳食纖維 --
4.8g

羅勒香濃厚的輕奢享受，邊吃邊弄破荷包蛋，拌裹蛋液大口品嘗！

青醬飯

材料（1人份）

燕麥片⋯⋯30g
水⋯⋯50ml
蛋⋯⋯1顆
橄欖油⋯⋯1小匙
雞胸肉（切成適口大小）⋯⋯80g
A 花椰菜（切末）⋯⋯20g
　冷凍菠菜（也可用新鮮菠菜）⋯⋯20g
　辣椒片⋯⋯適宜
豆漿⋯⋯1大匙
市售青醬⋯⋯2小匙
B 粗磨黑胡椒⋯⋯適宜
　辣椒醬⋯⋯適宜
　香芹（也可用乾燥香芹）⋯⋯適宜

做法

1 將燕麥片和水倒入耐熱容器，微波加熱1分鐘做成燕麥片飯。把蛋煎成荷包蛋。
2 在平底鍋內倒橄欖油加熱，雞胸肉下鍋，炒熟後加**1**和**A**拌炒。
3 再加豆漿和青醬，整體拌勻。
4 盛盤，依個人喜好撒些**B**，擺上**1**的荷包蛋即可享用。

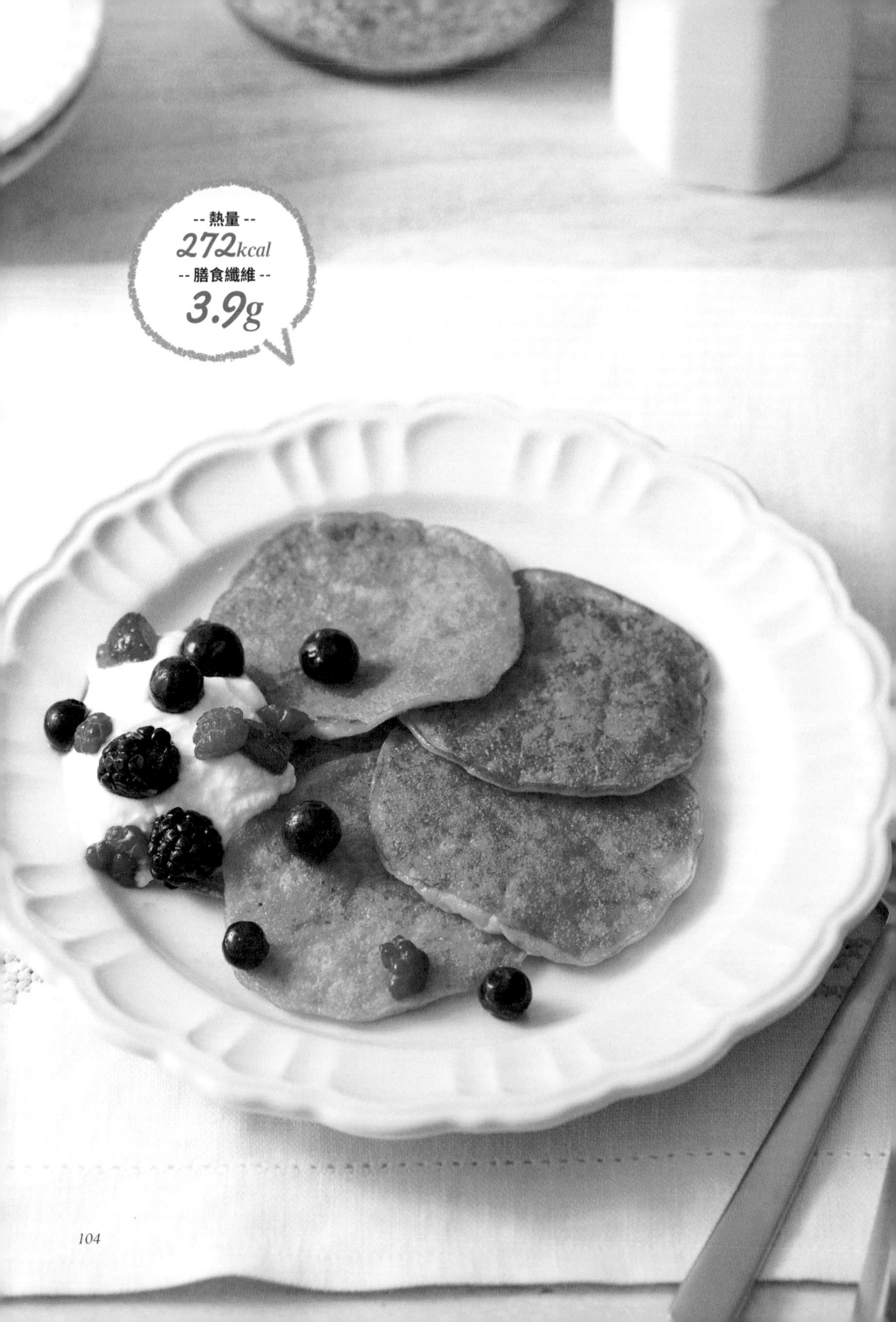

甜味溫和的鬆餅，搭配優格或水果的咖啡廳風格。

法式吐司風味鬆餅

材料（1人份）

燕麥片……20g
水……45ml
A 嫩豆腐……40g
　馬斯卡彭起司……15g
　豆渣粉……1又1/2小匙
　低醣甘味料（或砂糖）
　……1又1/2大匙
蛋……1顆
泡打粉……3g
橄欖油或奶油……少許
優格……適宜
冷凍綜合莓果（也可用新鮮莓果）……適宜

做法

1 將燕麥片和水倒入耐熱容器，微波加熱1分鐘。
2 接著加A混拌，拌至柔滑狀態。
3 再加蛋和泡打粉混拌。
4 在平底鍋內倒橄欖油或放奶油加熱，用湯匙舀挖3，
　做成直徑5～6cm的圓形，下鍋煎烤兩面。
　※做成小一點的尺寸比較容易翻面。
5 依個人喜好用優格或綜合莓果作裝飾。

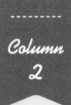

Column 2

使用超商食材做的創意料理

在此介紹兩種用超商杯湯
結合燕麥片的美味燉飯。

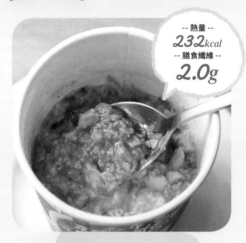

-- 熱量 --
232kcal
-- 膳食纖維 --
2.0g

嗜辣族大推的人氣名店
招牌美食變成香濃燉飯！

蒙古湯麵中本的
起司燉飯

材料（1人份）

日本7-11「7PREMIUM」
「蒙古湯麵中本辛旨豆腐湯」……1個
手撕起司條……1條（25g）
燕麥片……20g
一味辣椒粉、粗磨黑胡椒、
山椒、辣椒醬等……適宜

做法

1 將杯湯蓋打開一半，倒入湯包和豆腐、撕開的起司。
2 注入熱水（材料分量外）至水位線，加入燕麥片，蓋
　上蓋子，等候3分鐘。接著加辣油包，依個人喜好撒
　些一味辣椒粉、粗磨黑胡椒、山椒享用。加些辣椒醬
　就變成泰式酸辣湯風味。

\ 就是這一款！ /

日本7-11
「7PREMIUM」
「蒙古湯麵中本
辛旨豆腐湯」

瘦身期間想喝
豬骨湯的願望實現了！

一風堂的
豆腐湯燉飯

材料（1人份）

日本7-11「7PREMIUM」
「一風堂　白丸豬骨豆腐湯」……1個
燕麥片……20g
青蔥（切成蔥花／也可用冷凍青蔥花）……適量

做法

1 將杯湯蓋打開一半，倒入乾燥豆腐（先隔著袋子捏
　碎）和佐料。
2 注入熱水（材料分量外）至水位線，加入燕麥片、青
　蔥花（建議多放一些），蓋上蓋子，等候3分鐘。再
　加湯包混拌即完成。

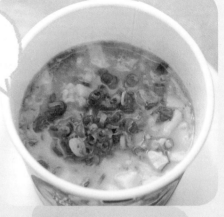

-- 熱量 --
181kcal
-- 膳食纖維 --
2.2g

\ 就是這一款！ /

日本7-11「7PREMIUM」
「一風堂　白丸豬骨
豆腐湯」

※以上皆為2020年10月販售的商品，可能會有變更包裝設計或內容物、結束販售的情況。

Chapter 3

~~~~~~

燕麥片飯的
中式與韓式料理

活用香料或麻油香氣的

中式與韓式料理是燕麥片飯的拿手菜。

本章將介紹七種美味的炒飯,

請各位務必試一試!

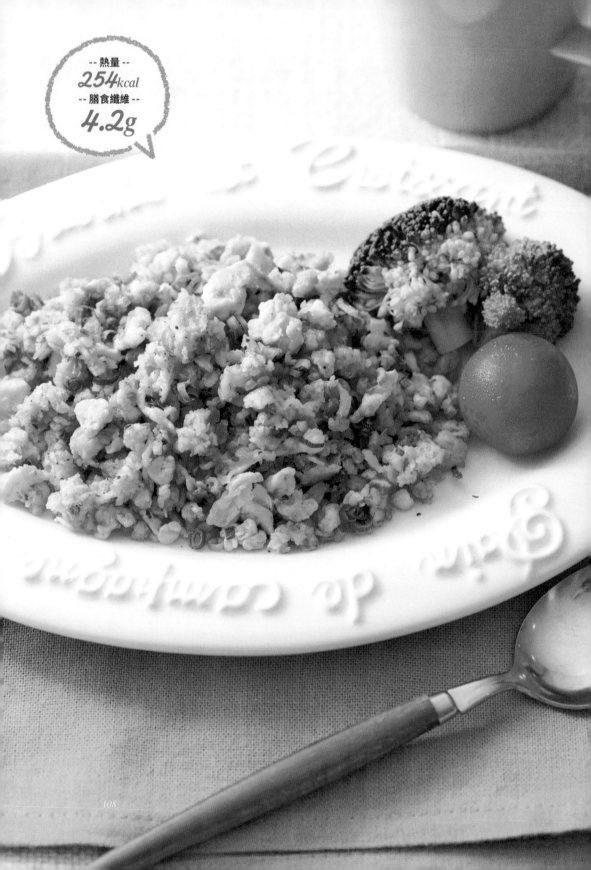

熱量
254kcal
膳食纖維
4.2g

粒粒分明的口感加上鬆軟蛋花，這是不折不扣的炒飯啊！

麻油香炒飯

材料（1人份）

燕麥片……30g
水……50ml
麻油（拌炒用）……1小匙
雞湯粉（顆粒）……1小匙
粗磨黑胡椒……少許
青蔥（切成蔥花／也可用冷凍青蔥花）
……適量

蛋液……1顆蛋的量
麻油（最後提香用）……少許
小番茄……適宜
水煮花椰菜……適宜

做法

1　將燕麥片和水倒入耐熱容器，微波加熱1分鐘做成燕麥片飯。
2　在平底鍋內倒麻油加熱，1下鍋炒散。
3　接著加雞湯粉和粗磨黑胡椒調味。
4　再加青蔥花和蛋液，與燕麥片飯均勻拌炒。
5　最後淋上提香用的麻油，盛盤。可擺些小番茄和水煮花椰菜。

MEMO

混合可增加口感的原片大燕麥，讓炒飯變得更可口。
混合方法請參閱P.35。

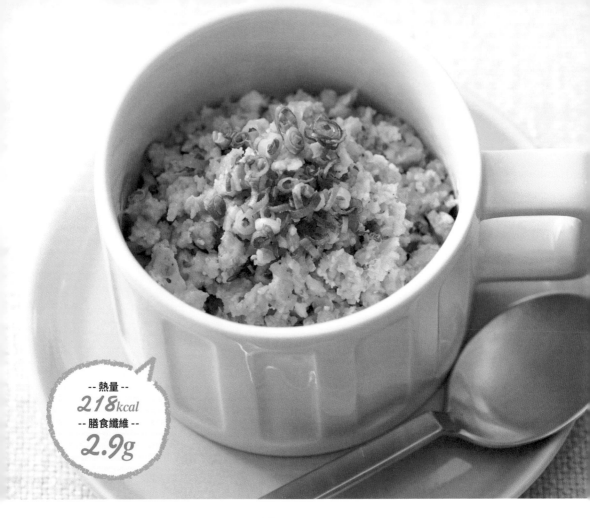

-- 熱量 --
218kcal
-- 膳食纖維 --
2.9g

做起來更輕鬆，吃起來無負擔的炒飯。

杯子炒飯

材料（1人份）

燕麥片……30g
水……50ml
A 青蔥（切成蔥花／也可用冷凍蔥花）
　　……適量
　　雞湯粉（顆粒）……1小匙
　　高湯粉（顆粒）……1小撮
　　麻油……少許
蛋……1顆
麻油（最後提香用）……少許
粗磨黑胡椒……適宜

做法

1　將燕麥片和水倒入耐熱容器，微波加熱1分
　　鐘做成燕麥片飯。
2　接著加A混拌。
3　打入蛋，輕輕攪散，攪至沒有結塊即可。
4　再次微波加熱1分30秒，翻拌後淋上提香用
　　的麻油、撒些粗磨黑胡椒。

豆芽菜爽脆，分量十足的炒飯。

卡滋卡滋咬不停的豆芽菜炒飯

材料（1人份）

燕麥片⋯⋯30g
水⋯⋯50ml
麻油（拌炒用）⋯⋯適量
豆芽菜⋯⋯200g（1包）
市售炒飯粉⋯⋯1包
蛋液⋯⋯1顆蛋的量
粗磨黑胡椒⋯⋯適量
麻油（最後提香用）⋯⋯少許
辣椒絲⋯⋯適宜

做法

1 將燕麥片和水倒入耐熱容器，微波加熱1分鐘做成燕麥片飯。
2 在平底鍋內倒麻油加熱，1下鍋拌炒。
3 豆芽菜用手折斷，放入平底鍋，用大火快炒。
4 接著加炒飯粉、蛋液和粗磨黑胡椒拌炒。
5 最後淋上提香用的麻油，盛盤。可擺些辣椒絲。

-- 熱量 --
310kcal
-- 膳食纖維 --
5.6g

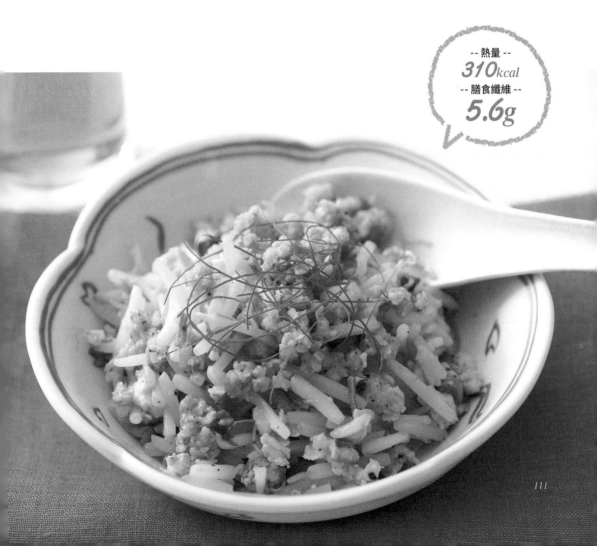

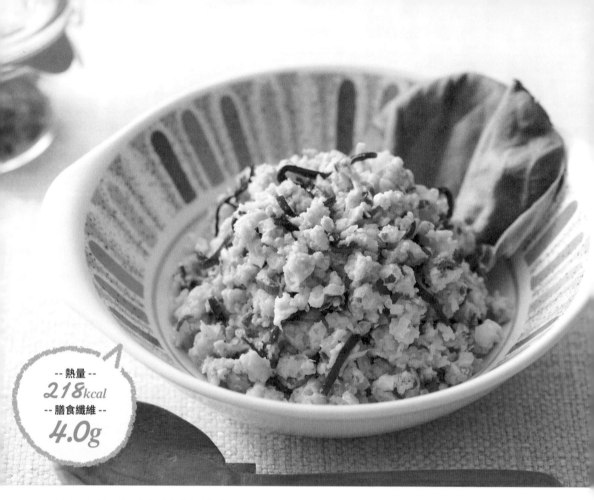

-- 熱量 --
*218*kcal
-- 膳食纖維 --
*4.0*g

鹽昆布恰到好處的鹹味與鮮味大加分！

鹽昆布炒飯

材料（1人份）

燕麥片……30g

水……50ml

A 洋蔥（切末）……1/8個的量（25g）

　青蔥（切成蔥花／也可用冷凍青蔥花）
　……1大匙

　蛋……1顆

　雞湯粉（顆粒）……少許

　鹽昆布……1小撮

　麻油……少許

低醣鰹魚露（或一般鰹魚露）……適宜

沙拉生菜……適宜

做法

1　將燕麥片和水倒入耐熱容器，微波加熱1分鐘做成燕麥片飯。

2　接著加A混拌。

3　再次微波加熱1分30秒，用筷子翻拌。如果覺得味道淡，酌量加低醣鰹魚露調味。

4　盛盤，可擺些沙拉生菜。

番茄醬和納豆的組合創造出嶄新的美味！

納豆蛋炒飯

材料（1人份）

燕麥片……30g
水……50ml
納豆（附醬油包）……1盒
低醣番茄醬（或一般番茄醬）……適量
咖哩粉……1/2小匙
蛋……1顆
帕瑪森起司……適量
香芹（也可用乾燥香芹）……適量

做法

1　將燕麥片和水倒入耐熱容器，微波加熱1分鐘做成燕麥片飯。
2　納豆加醬油充分拌勻，拌至產生綿密泡沫。
3　把低醣番茄醬、咖哩粉和2的納豆加進1裡混拌。
4　在中央挖出一個淺洞，打入蛋。
5　再次微波加熱2分鐘，最後撒上帕瑪森起司和香芹。

✏ MEMO

這樣吃已經很好吃，吃到一半時，加少量的麻油改變味道，嚐起來更像炒飯。

-- 熱量 --
318kcal
-- 膳食纖維 --
6.6g

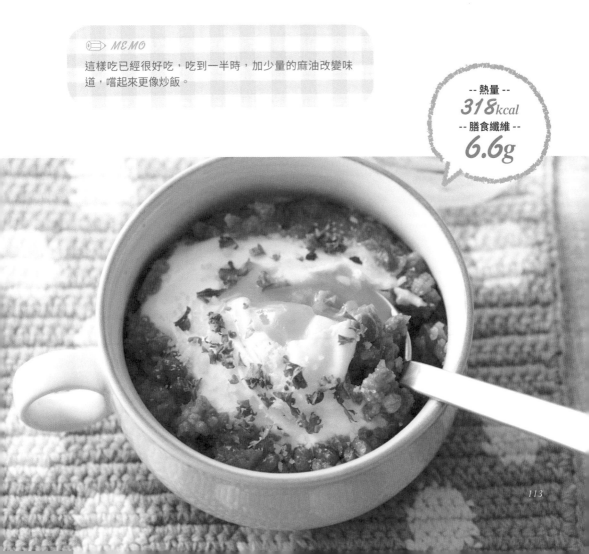

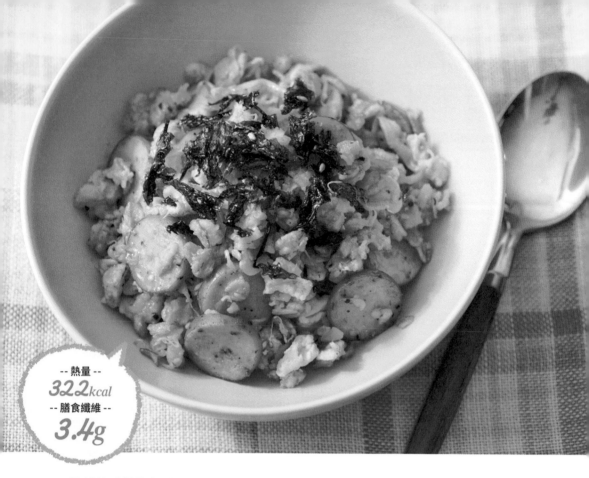

-- 熱量 --
322kcal
-- 膳食纖維 --
3.4g

推薦給愛蒜族的濃郁口味，最後也可撒些海苔粉。

蒜香炒飯

材料（1人份）

燕麥片……30g
水……50ml
麻油（拌炒用）……1小匙
市售煙燻雞胸肉棒……1根
A 高麗菜（切絲）……20g
　香蒜粒（或香蒜粉）
　……適量
　粗磨黑胡椒……少許
蛋液……1顆蛋的量
燒肉醬……適量
麻油（最後提香用）……少許
韓國海苔絲……適量

做法

1　將燕麥片和水倒入耐熱容器，微波加熱1分鐘做成燕麥片飯。
2　在平底鍋內倒麻油加熱，1和切成適口大小的煙燻雞胸肉、**A**下鍋拌炒。
3　再加蛋液和燒肉醬拌炒。
4　盛盤，淋上提香用的麻油、撒些韓國海苔絲。

用市售蔥鹽醬做的炒飯超美味！

蔥鹽炒飯

材料（1人份）

燕麥片……30g

水……50ml

A 雞湯粉（顆粒）……1小匙

　洋蔥（切末）

　……1/8個的量（25g）

　火腿（切成7～8mm小丁）

　軟管式蔥鹽醬……4～5cm

　鹽……少許

　粗磨黑胡椒……少許

　麻油……1/2小匙

蛋……1顆

粗磨黑胡椒（最後提香用）……適量

香芹……適宜

做法

1 將燕麥片和水倒入耐熱容器，微波加熱1分鐘做成燕麥片飯。

2 接著加A翻拌均勻。

3 打入蛋混拌，再次微波加熱1分鐘。撒上提香用的粗磨黑胡椒，可放些香芹作裝飾。

-- 熱量 --
257kcal
-- 膳食纖維 --
3.4g

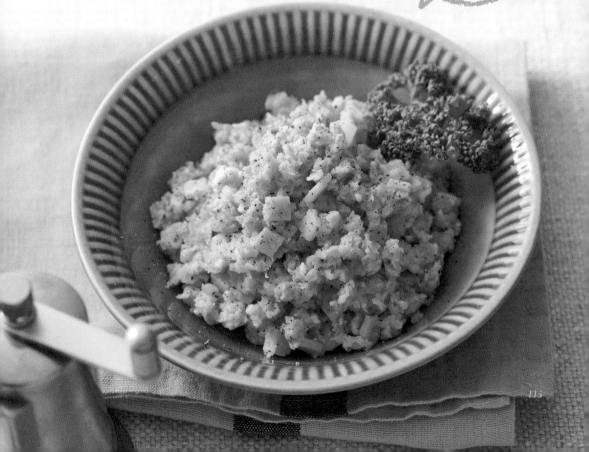

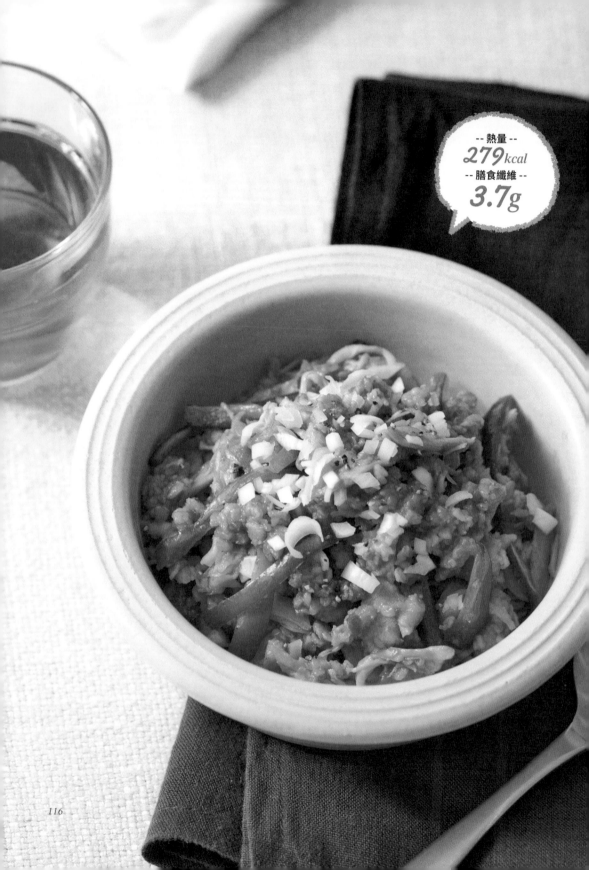

熱量
279kcal
膳食纖維
3.7g

116

把很想吃的青椒肉絲做成了創意料理。

青椒肉絲飯

材料（1人份）

燕麥片……30g
水……50ml
A 市售青椒肉絲調理包……3～4大匙
　市售雞胸肉絲……80g（1包）
　高湯粉（顆粒）……1/3小匙
　青椒（切細絲）……1個
蔥（切末）……適量
粗磨黑胡椒……適宜

做法

1　將燕麥片和水倒入耐熱容器，微波加熱1分鐘做成燕麥片飯。
2　接著加A翻拌。
3　包上保鮮膜，再次微波加熱3分鐘。
4　撒上蔥末，依個人喜好撒些粗磨黑胡椒。

MEMO
青椒肉絲調理包是用味之素的「Cook Do®青椒肉絲醬 2人份」。這道料理沒有用油，熱量低於一般的青椒肉絲。

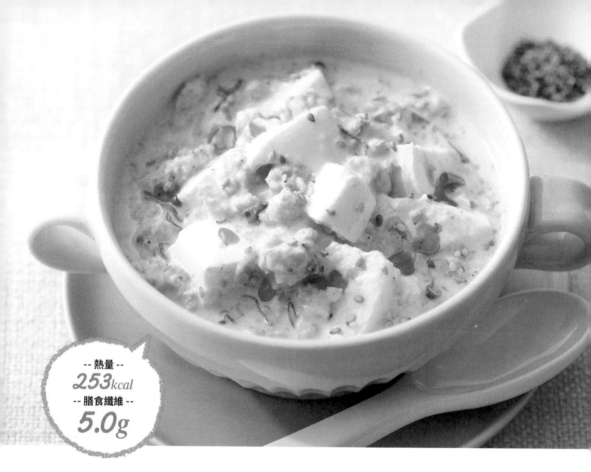

香濃滑順的湯真美味！可依個人喜好添加辣味。

擔擔麵濃湯飯

材料（1人份）

燕麥片……30g
水……50ml
A 青蔥（切成蔥花／也可用冷凍青蔥花）
　……適量
　味噌……1小匙
　軟管式薑泥（也可用生薑磨泥）
　……4～5cm
　麻油……1/2小匙
市售芝麻湯（粉末）……1包
水……90ml
嫩豆腐……75g
燒肉醬、粗磨黑胡椒、辣油、
一味辣椒粉、山椒……適宜

做法

1　將燕麥片和水倒入耐熱容器，微波加熱1分鐘做成燕麥片飯。
2　接著加A混拌。
3　再加芝麻湯和水混拌，擺上弄碎的嫩豆腐。
4　再次微波加熱2分鐘。
5　依個人喜好淋上燒肉醬、辣油，撒些粗磨黑胡椒、一味辣椒粉和山椒。

✏ MEMO

芝麻湯也可換成海帶芽湯或蛋花湯，這時候建議加適量的白芝麻。

用微波爐就能輕鬆完成的韓式拌飯，香辣爽口！

韓式泡菜拌飯

材料（1人份）

蛋……1顆
燕麥片……30g
水……50ml
韓式泡菜……適量
鹽、胡椒……各少許
韓式泡菜（裝飾用）……適量
海苔絲……適量
燒肉醬……1小匙
蘿蔔嬰……適宜

做法

1　把蛋白和蛋黃分開。
2　將燕麥片和水倒入耐熱容器，微波加熱1分鐘做成燕麥片飯。
3　接著加1的蛋白和韓式泡菜、鹽、黑胡椒混拌，再次微波加熱1分鐘。
4　擺上裝飾用的泡菜、海苔絲和1的蛋黃。
5　淋上燒肉醬，可擺些蘿蔔嬰。

-- 熱量 --
222kcal
-- 膳食纖維 --
4.1g

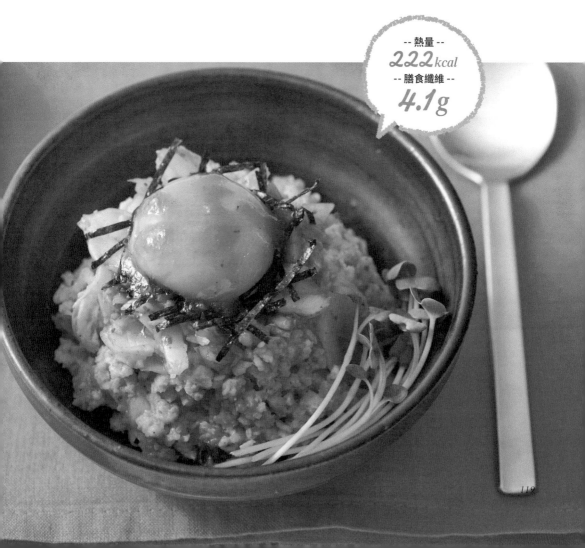

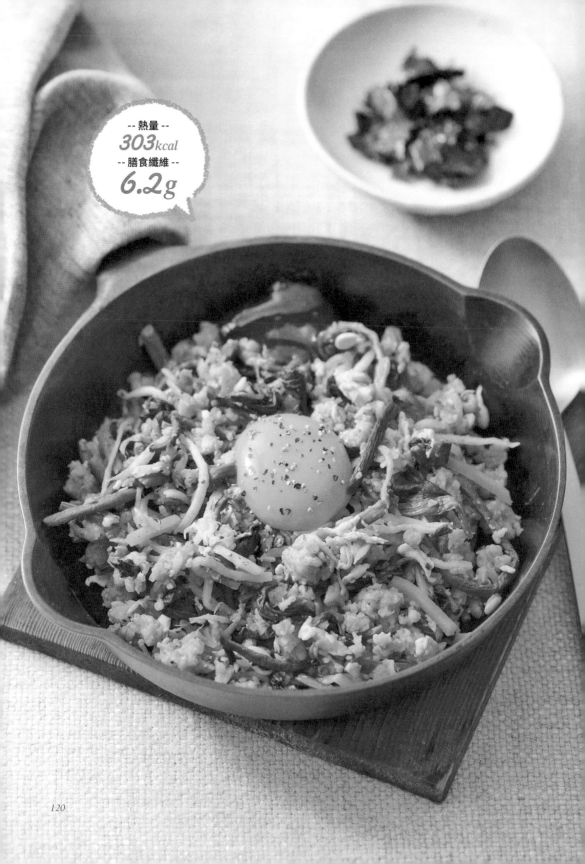

-- 熱量 --
*303*kcal
-- 膳食纖維 --
6.2g

燕麥片也能做出正宗的石鍋拌飯，做好後請趁熱吃！

極品石鍋拌飯

材料（1人份）

蛋……1顆
市售韓式拌菜
（豆芽菜、胡蘿蔔、菠菜等）……適量
燕麥片……30g
水……50ml

麻油……1小匙
燒肉醬……適量
粗磨黑胡椒……適量
韓國海苔絲……適宜
韓式辣椒醬……適宜

做法

1　把蛋白和蛋黃分開，韓式拌菜大略切碎。
2　將燕麥片和水倒入耐熱容器，微波加熱1分鐘做成燕麥片飯。
3　在小一點的平底鍋內（建議用鑄鐵鍋）倒麻油加熱，
　　2和1的蛋白、韓式拌菜下鍋拌炒。
4　加燒肉醬調味，撒些粗磨黑胡椒。
5　中央擺上蛋黃，依個人喜好放些韓國海苔絲和韓式辣椒醬。

> ✏ *MEMO*
>
> 用小一點的平底鍋或鑄鐵鍋，做好就能直接
> 吃。加熱久一點還會做出鍋巴。當然，用普通
> 的平底鍋做好後，盛盤享用也OK。

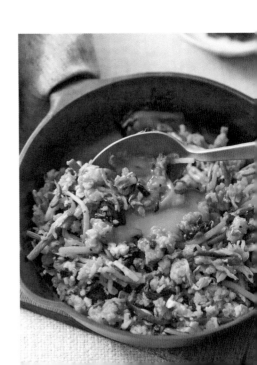

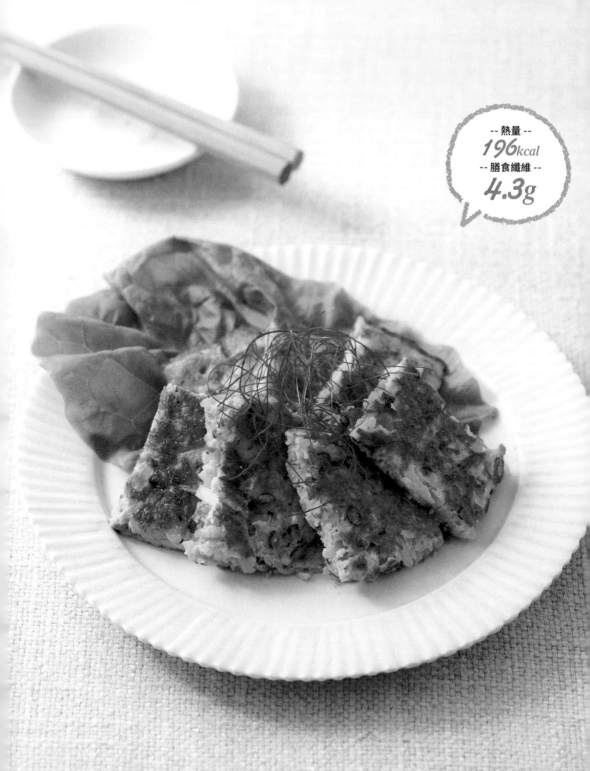

--熱量--
*196*kcal
--膳食纖維--
4.3g

用少量的燕麥片也能吃得很滿足。請煎得香香酥酥！

極品韓式煎餅

材料（1人份）

燕麥片……10g
水……40ml
豆芽菜……1把
A 蛋……1顆
　青蔥（切成蔥花／也可用冷凍青蔥花）
　……1又1/2大匙
　豆渣粉……1大匙
　雞湯粉（顆粒）……1/2小匙
　軟管式薑泥（也可用生薑磨泥）
　……2cm
　粗磨黑胡椒……少許
　韓式辣椒醬……1/2小匙

麻油……1小匙
辣椒絲……適宜
奶油萵苣……適宜

做法

1 將燕麥片和水倒入耐熱容器，微波加熱1分鐘做成餅糊。
2 豆芽菜用手擠乾水分，折成適口小段。
3 把2的豆芽菜和A加進1裡充分拌勻。
4 在平底鍋內倒麻油加熱，3下鍋壓成扁餅狀。
　蓋上鍋蓋，以小火～中火煎烤兩面至呈現焦黃。
5 盛盤，可擺些辣椒絲，或在盤內放奶油萵苣。

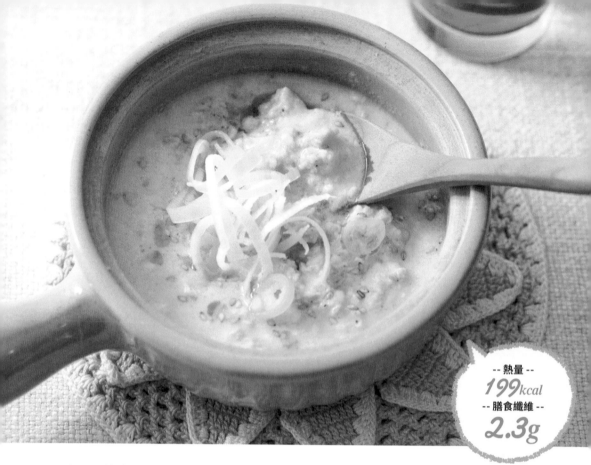

也可用辣油取代麻油做成辣味，建議多撒些芝麻。

超美味韓式湯飯

材料（1人份）

A 蛋液⋯⋯1顆蛋的量
　水⋯⋯150ml
　豆漿⋯⋯20ml
　和風高湯粉（顆粒）⋯⋯1/2小匙
　牛骨高湯粉⋯⋯2/3小匙
　鹽、胡椒⋯⋯各少許
　醬油⋯⋯少許
燕麥片⋯⋯20g
水⋯⋯30ml
白芝麻⋯⋯適量
大蔥的蔥白（切薄片）⋯⋯適量
麻油⋯⋯少許

做法

1 將A倒入耐熱容器混拌，微波加熱2分30秒。
2 把燕麥片和水倒入另一個耐熱容器，微波加熱1分鐘做成燕麥片飯。
3 2接著加進1裡，撒些白芝麻、蔥花，淋上麻油。

✏ MEMO

使用的和風高湯粉是「烹大師®／味之素」，牛骨高湯粉是韓國調味料「DASIDA／CJ FOODS JAPAN」。如果沒有兩種，用其中之一也OK。

番茄和泡菜的酸味，爽口涮嘴！

番茄韓式泡菜湯飯

材料（1人份）

A 韓式泡菜……50g
　小番茄（切小塊）……2顆
　水……40ml
　豆漿……40ml
　雞湯粉（顆粒）……2/3小匙
　低醣甘味料（或砂糖）
　……1/2小匙
燕麥片……20g
水……30ml
燒肉醬……適量

做法

1　將A倒入耐熱容器混拌，微波加熱2分30秒。
2　把燕麥片和水倒入另一個耐熱容器，微波加熱1分鐘做成燕麥片飯。
3　接著加進1裡翻拌。
4　淋上燒肉醬即完成。

-- 熱量 --
*145*kcal
-- 膳食纖維 --
3.7g

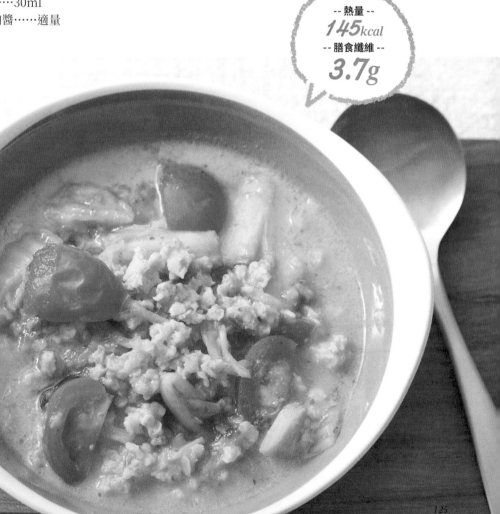

125

吃燕麥片飯
打造健康的身體

～～～～～～～

開始吃燕麥片飯之後，我的身體出現明顯的變化。原本日漸突出的小腹變得平坦，椎間盤突出的老毛病獲得改善，糟糕的膚況也變好了。

我將自己的體驗在推特（Twitter）上發文，得到許多網友回應，例如「真的像飯一樣，好好吃！」、「『主食替換瘦身法』我做不到，但這個應該可以喔！」等正面的感想。也有人分享成功減重30kg的好消息，當中也有飲食障礙好轉的患者。

身形改變，心情也會改變。我曾是過來人，所以希望本書能讓現在感到煩惱的人找回自信，每天過得很開心，今後我也將繼續透過網路發聲傳遞訊息。

米飯仍是我的最愛，一不小心就會吃太多，於是我吃燕麥片調整身形。瘦身不是變瘦就結束了，瘦下來後維持不復胖才是辛苦的長期抗戰。有時太極端反而會造成反效果。瘦身的目的不是變瘦就好，而是打造健康的身體。請保持輕鬆的心情，好好活用燕麥片飯，持之以恆吃下去！

COLEZO

日本協力廠商一覽

- - - - - - - - - -

AJINOMOTO味之素（股）客服中心
☎0120-68-8181
台灣官網
https://www.ajinomoto.com.tw/
客服諮詢電話　0800-022-000

咖樂迪咖啡農場
KALDI COFFEE FARM客服中心
☎0120-415-023
台灣官網　https://www.kaldi.tw/
諮詢電話　0800-227-577
（週一〜週五 10：00〜17：30）

紀文食品　客服中心
☎0120-012-778
憶霖紀文公司官網
https://www.yilinkibun.com.tw/

SARAYA
☎0120-40-3636

CJ FOODS JAPAN
☎0120-983-343
台灣官網
https://ballentaiwan.gogoshopapp.com/

SLOWFOOD KITCHEN
☎078-907-5963

7-11 JAPAN
☎03-6238-3711
7-11 TAIWAN
https://www.7-11.com.tw/

日本食品製造合資公司
info@nihonshokuhin.co.jp

聯合健康集團（United Health）
日本Yahoo商店
03-4330-2155

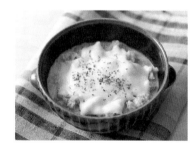

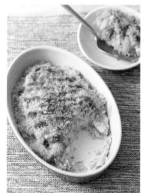

※各公司的客服諮詢時間不一。

國家圖書館出版品預行編目資料

想瘦就吃燕麥片飯,/COLEZO著；石原新菜監
修；連雪雅譯. -- 初版. -- 臺北市：皇冠文化出
版有限公司, 2022.5
　　面；　公分. --（皇冠叢書；第5019種）（玩味；
24）
　　譯自：オートミール米化ダイエットレシピ

ISBN 978-957-33-3881-9(平裝)

1.食譜

411.94　　　　　　　　　　　　111005040

皇冠叢書第5019種
玩味 24

想瘦就吃燕麥片飯
不捱餓、不運動、不復胖，
2年狂瘦40公斤！

オートミール米化ダイエットレシピ

Oatmeal Komeka Diet Recipe
© COLEZO
First published in Japan 2020 by Gakken Plus Co.,
Ltd., Tokyo
Traditional Chinese translation rights arranged with
Gakken Plus Co., Ltd.
through Future View Technology Ltd.

Traditional Chinese translation rights © 2022 by Crown
Publishing Company, Ltd.

作　　者—COLEZO
監　　修—石原新菜
譯　　者—連雪雅
發 行 人—平雲
出版發行—皇冠文化出版有限公司
　　　　　臺北市敦化北路120巷50號
　　　　　電話◎02-2716-8888
　　　　　郵撥帳號◎15261516號
　　　　　皇冠出版社(香港)有限公司
　　　　　香港銅鑼灣道180號百樂商業中心
　　　　　19字樓1903室
　　　　　電話◎2529-1778　傳真◎2527-0904
總 編 輯—許婷婷
責任編輯—陳怡蓁
美術設計—嚴昱琳
行銷企劃—鄭雅方
著作完成日期—2020年12月
初版一刷日期—2022年5月

●皇冠讀樂網：www.crown.com.tw
●皇冠Facebook：www.facebook.com/crownbook
●皇冠 Instagram：www.instagram.com/crownbook1954/
●小王子的編輯夢：crownbook.pixnet.net/blog